AF502914

BRÉVIAIRE DE SANTÉ

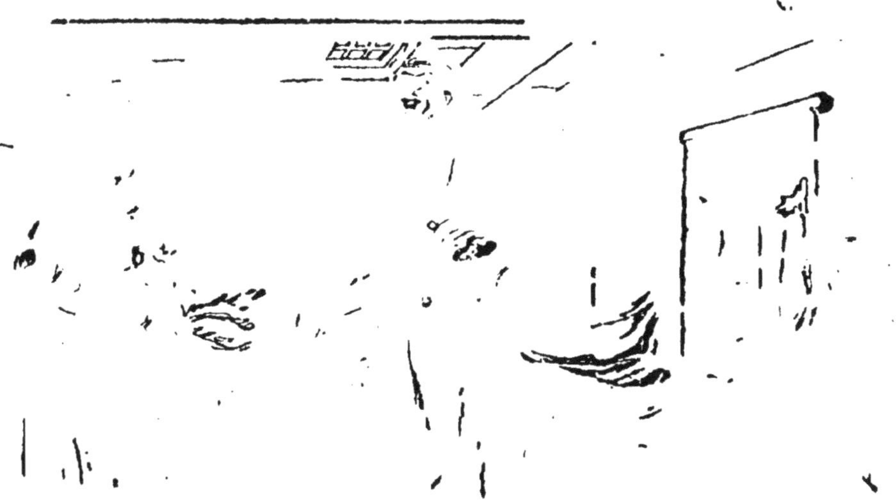

F.-V. RASPAIL (1794-1878.) — MÉDECIN DES FAMILLES
(Bas-relief de sa statue élevée à Paris, boulevard Raspail.)

Un Livre de chevet pour les Malades.

Un Guide pour ceux qui les soignent.

par le Docteur

JULIÉ  RASPAIL

Lauréat de la Faculté

de Médecine de Paris.

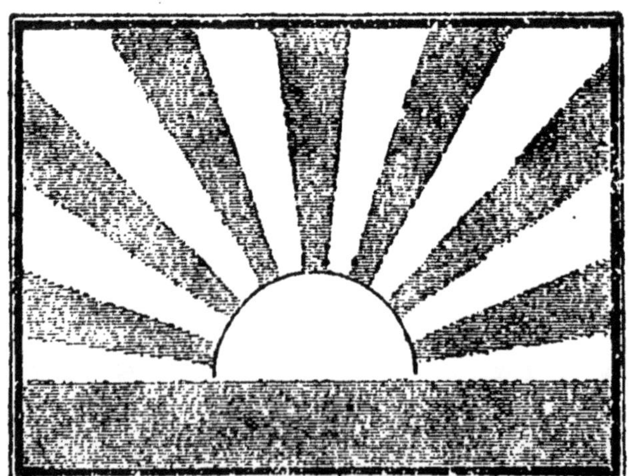

BOSTON-PUBLICITÉ JEAN SENNAC
32, Rue La Bruyère, Paris (9°).

Imp. de Vaugirard, H.-L. Motti, dir.
12 à 15, Impasse Ronsin, Paris (15°).

AMIS LECTEURS

*Pour vous donner un ouvrage complet à un prix
modique, il fallait utiliser le moins de papier possible et,
dans ce but, nous l'avons fait composer en petits caractères,
très lisibles cependant, de façon à pouvoir le livrer pour la
modeste somme de **3** fr.*

*Nous voulons croire que vous serez d'avis, avec nous,
qu'il n'est pas nécessaire qu'un ouvrage utile soit composé
en gros caractères, comme un roman, lequel doit être
volumineux pour pouvoir justifier son prix de vente élevé.*

*Nous espérons avoir réussi à vous être agréable et, s'il
en était autrement, nous vous serions obligés de nous le
faire savoir.*

Dᵣ Julien **RASPAIL.**

P. S. — Les avantages, réservés à cette édition, se trouvent
à la fin du volume, page 159.

A F.-V. RASPAIL

En livrant ce livre au public, je ne saurais mieux faire que de le mettre sous l'égide de F.-V. RASPAIL ; c'est sous son inspiration, je pourrais presque dire sous sa dictée, que chacune de ses phrases a été écrite.

Je désire que, comme ses aînés, il fasse son chemin de par le monde, et que je puisse écrire, un jour, à son sujet, ce que F.-V. RASPAIL disait dans la lettre suivante à un de ses correspondants de Roubaix, le docteur Castel :

Arcueil, 4 juillet 1866.

MON CHER MONSIEUR CASTEL,

...Quant à vos doléances sur la force d'inertie qu'apportent les médecins au succès de la méthode nouvelle, vraiment, je n'en conçois pas la portée... Mais il faudrait être aveugle pour ne pas en voir le plus inouï triomphe dans ce million d'exemplaires du Manuel, qui, en dépit des menées des Gouvernements passés, se sont impatronisés en France ; dans cette foule de contrefaçons et de traductions de tous pays : en Angleterre, en Hollande et en Allemagne, trois en Espagne, une en Portugal, sept à huit dans l'Amérique du Nord, deux au moins au Brésil et dans l'Amérique du Sud, une en Egypte, et dans l'Inde, autant qu'il y existe de dialectes ! enfin jusqu'en Chine et au Japon. Mais citez-moi donc une doctrine médicale qui ait jamais obtenu une pareille adhésion ; les missionnaires trouvent des oreilles attentives à mes principes, partout, et jusque dans les parages où l'on se moque d'eux.

Allez, Monsieur, si le sentiment qui m'anime était celui de la vanité, je serais en ce moment, le plus vain des hommes... Ma mission ne me permet pas de ces bouffées d'orgueil...

Je vous félicite, Monsieur, d'avoir, dès le principe, adopté ce qui vous a paru vrai dans la nouvelle méthode. C'est une preuve de la rectitude de votre jugement et de la candeur de votre âme...

Je crois, Monsieur, que ces quelques explications vous auront suffi pour vous faire comprendre le pourquoi je n'ai nullement compris l'à-propos de vos doléances sur la méthode.

Agréez, cependant, tous mes remerciements.

F.-V. RASPAIL (1).

Aujourd'hui, je me bornerai à dire en donnant

LE CONGÉ FINAL A MON LIVRE :

Va ! circule et porte, au près comme au loin, la Vérité, le soulagement et le bonheur par la Santé.

Dr JULIEN RASPAIL.

----

(1) L'original de cette lettre est en ma possession.

Dᵣ JULIEN RASPAIL

Un livre de chevet pour les malades
Un guide pour ceux qui les soignent

L'homme de génie est celui qui indique un but, fût-il réservé à un autre de l'atteindre.

F.-V. RASPAIL.

L'ŒUVRE SCIENTIFIQUE
ET MÉDICALE DE RASPAIL

F.-V. RASPAIL a été le plus grand savant du XIXᵉ siècle ; il a été l'un des plus grands génies de tous les temps ; son œuvre absolument encyclopédique a embrassé un champ immense. Ce qui fait le mérite incomparable de ses travaux scientifiques, c'est qu'ils ont été basés en totalité sur des théories nouvelles, entièrement personnelles à leur auteur.

RASPAIL a débuté dans la carrière scientifique par des études de physiologie végétale, en réintroduisant dans la Science un instrument alors complètement dédaigné par les savants, le *microscope*, qui devait être bientôt appelé à révolutionner toutes les sciences. L'étude microscopique de certains tissus végétaux, et en particulier de la fécule, amenait presque aussitôt le savant à découvrir et à énoncer une théorie nouvelle — *la théorie cellulaire* — dont la portée a été d'une fécondité remarquable; ce qui faisait dire à l'un des plus récents biographes, bien placé pour apprécier les travaux de RASPAIL, le Dr Raphaël Blanchard, professeur à la Faculté de Médecine, membre de l'Académie de Médecine, récemment décédé : RASPAIL formulait, en 1825 :

« Avec toute la netteté désirable, la théorie cellula re que Schwan et d'autres devaient usurper la gloire d'avoir formulée pour la première fois... cette doctrine géniale, qui devait profondément modifier la médecine et la biologie » (1) donnait naissance à une science nouvelle, l'*Histologie*, qui a été féconde en grandes découvertes.

RASPAIL s'occupa ensuite d'histologie et de physiologie animales et il créa encore deux sciences nouvelles : la *microchimie* et la *cristallographie* ainsi que l'ont proclamé le professeur Thoulet puis le professeur Cayeux, dans une leçon inaugurale à la Faculté des Sciences (2); celui-ci a tenu à rendre hommage au grand savant et à lui restituer le mérite de ses découvertes, alors que l'on tendait à en attribuer la paternité à des savants étrangers, qui n'avaient repris ses recherches que cinquante ans après la publication de ses travaux.

Poursuivant le cycle de ses études et de ses découvertes, RASPAIL jetait bientôt les bases de la chimie organique moderne dans son *Nouveau Système de Chimie Organique*; ce travail a marqué une étape tellement fondamentale dans la Science que le grand Geoffroy Saint-Hilaire proposa à l'Académie des Sciences, dont il était le président, de décerner à son auteur le prix Monthyon ; cet ouvrage a été, en effet, le point de départ de l'essor incroyable qu'a pris la Chimie organique depuis cinquante ans. Puis, le jeune savant aborda l'étude des sciences médicales qu'il devait rénover de fond en comble. Après avoir publié les prémices de ses nouvelles théories médicales dans divers articles fragmentaires, il les développa magistralement dans son *Histoire Naturelle de la Santé et de la Maladie chez les végétaux et chez les animaux et en particulier chez l'homme*. Cet ouvrage capital devait *faire époque dans la science* ainsi que l'écrivait Sainte-Beuve à un de ses correspondants de Suisse, auquel il en recommandait l'étude approfondie.

Dans cet ouvrage, RASPAIL formulait encore une théorie fondamentale de la Science — la *Pathologie cellulaire* — que, comme toujours, on a cherché à attribuer à un plagiaire, et à propos

---

(1) Dr Raphaël BLANCHARD, François-Vincent RASPAIL (*In Archives de Parasitologie*, 1903).

(2) THOULET, F.-V. RASPAIL et ses travaux de microchimie et de cristallographie (*Revue scientifique*, 23 avril 1887).

de laquelle le professeur Blanchard s'est plu à rétablir la vérité absolue en écrivant :

Deux savants français, les professeurs Broca et Ch. Robin (en 1873) ont eu beau restituer à RASPAIL l'honneur de cette conception de génie, à l'heure actuelle, c'est toujours à Wirchow qu'on l'attribue ; agir ainsi, non seulement c'est commettre un déni de justice envers un de nos compatriotes, mais encore, c'est enlever à la couronne scientifique de la France un de ses plus beaux fleurons.

Je ne m'étendrai pas plus longuement sur les travaux innombrables de RASPAIL, qui ont embrassé successivement : la paléontologie, la cryptogamie, l'agronomie, la médecine vétérinaire, la chimie minérale, la botanique systématique, la zoologie, la météorologie, etc. ; je laisserai également de côté ses travaux sociologiques et le rôle politique si important qu'il a joué au cours du XIXe siècle et qui devait aboutir à l'établissement définitif du régime républicain en France. Je me bornerai à donner maintenant un aperçu de son œuvre médicale.

Jusqu'aux travaux de RASPAIL, la médecine officielle en était réduite à rajeunir tant bien que mal les théories médicales, que nous avaient léguées les Grecs et les Romains, et qui étaient condensées dans les œuvres d'Hippocrate et de Galien. Les querelles entre les défenseurs des théories humorales et des théories solidistes duraient depuis des siècles, mais les causes réelles de la plupart de nos maladies étaient totalement ignorées. Dès le début de ses recherches, RASPAIL fit table rase de ces théories vagues et surannées et il proclama :

Mes recherches m'ont amené à admettre que le plus grand nombre des maladies émane de l'invasion des parasites internes et externes et de l'infection par les produits de leur action désorganisatrice. Le microscope va lever le masque de toutes ces entités morbides.

Ces idées si nouvelles soulevèrent un tollé général dans la médecine officielle contre le génial novateur ; on le ridiculisa, on le traita de fou et, au souvenir de cette polémique aussi furieuse que partiale, le professeur Raphaël Blanchard ne pouvait s'empêcher d'écrire :

Voilà cinquante ou soixante ans, les savants étaient des gens heureux, ils avaient dans les écrits de RASPAIL une source inépuisable de gaîté. Les « infiniment petits », les « infusoires », les « parasites microscopiques » dont RASPAIL avait connu l'existence ne méritaient-ils pas de prendre rang parmi les êtres chimériques que l'imagination de certains poètes s'était complue à décrire? On riait de bon cœur aux dépens de l'écrivain... qui avait la prétention de rénover les doctrines médicales... Quarante ans ont passé, Pasteur a surgi... et voilà que les « infiniment petits » de

RASPAIL *sont devenus les microbes et les « produits de l'action désorganisatrice » sont devenus les toxines. On peut donc l'affirmer, RASPAIL est l'un des précurseurs les plus directs de la doctrine microbienne.*

RASPAIL a été plus que le précurseur de la doctrine microbienne, il a été le créateur de la doctrine parasitaire, qui englobe non seulement les maladies microbiennes, parfaitement entrevues par lui, comme la Grippe, la Tuberculose, la Pneumonie etc., mais aussi toutes les maladies parasitaires comme le Paludisme, la Syphilis, l'Amibiase, l'Ankilostomiase, etc. ; et le professeur Peter n'a pas craint de le proclamer en pleine Académie de Médecine, le 10 mai 1883, lorsqu'il s'écriait : *Cette doctrine des maladies contagieuses est toute française. Avant M. Pasteur, Davaine en avait en quelque sorte posé les bases par la découverte de la bactéridie charbonneuse. Mais bien avant eux, un homme, RASPAIL, s'est rencontré qui, par des tours de force d'induction, a prédit et exposé, souvent dans les mêmes termes que M. Pasteur ou ses disciples, à peu près tout ce que l'on peut dire d'essentiel sur les maladies vraiment parasitaires.*

Après avoir édifié la doctrine parasitaire qui est devenue maintenant la pierre angulaire de toute la médecine, RASPAIL en tira toutes les conséquences essentielles au point de vue thérapeutique. On l'a beaucoup critiqué d'avoir préconisé la médication camphrée, on lui a même reproché d'avoir voulu en faire une panacée, *ce qui est absolument faux.* La pharmacopée préconisée par lui était, il est vrai, peu nombreuse parce qu'il voulait qu'elle fût accessible à la grande masse du public, mais elle était suffisamment variée pour l'époque où il vivait et même le choix du camphre, qui fut si critiqué, n'était pas si mauvais, puisque c'est encore, à l'heure actuelle, un des médicaments réellement efficaces universellement employé.

Après avoir réparti les maladies dans une classification basée sur leurs causes réelles — classification dont les grandes divisions sont encore parfaitement valables — et après avoir reconnu que la plus nombreuse de ces classes était la catégorie des maladies infectieuses, RASPAIL instaura la médication antiseptique. Certaines des médications inventées par lui ont prouvé, d'une manière si incontestable, leur efficacité qu'elles ont dû être admises dans les pharmacopées officielles ; je n'en citerai qu'un exemple, le plus connu de tous, l'*Eau sédative.* Les principes thérapeutiques du grand rénovateur étaient tellement rationnels, tellement efficaces, qu'ils ont fait le tour du monde, grâce au résumé populaire qu'il publia chaque année sous le titre de *Manuel Annuaire de la Santé* et qui a été traduit dans toutes les langues de la terre.

La médecine n'a pas été seule à bénéficier des admirables découvertes de RASPAIL. La chirurgie moderne n'existe que grâce à ses travaux. Il appliqua ses méthodes antiseptiques au pansement des plaies, dès 1842, alors que la chirurgie officielle était encore submergée par l'infection purulente. *L'antiseptie dont se glorifie la chirurgie de nos jours, c'est encore* RASPAIL *qui en a été l'instigateur*, dit Raphaël Blanchard. Non seulement, il fut le créateur de l'antisepsie, il fut aussi l'initiateur de l'asepsie, comme le reconnaît également le même auteur : *Là encore* RASPAIL, *dont le pansement antiseptique garantissait les opérés contre tous les accidents, ne cessait de réclamer la propreté dans les opérations, en un mot de faire de l'asepsie.*

LA RAISON D'ÊTRE DE CE BRÉVIAIRE

Ces indications, forcément beaucoup trop sommaires, montrent que RASPAIL a été le créateur de toute la médecine et de toute la chirurgie modernes; ce qui ne veut pas dire qu'il faille considérer ses travaux comme définitifs et repousser systématiquement toutes les recherches des savants qui sont venus après lui et qui ont suivi les voies qu'il leur avait si largement ouvertes. Il avait un esprit trop scientifique et trop philosophique pour avoir jamais pu songer que la Science dût se cristalliser un jour et cesser d'évoluer. Il avait pris soin, au contraire, de montrer que c'était vers le progrès incessant et indéfini que la recherche scientifique devait tendre sans cesse :

Le mérite d'une théorie ou d'un système, écrivait-il dans son Nouveau Système de Chimie Organique, *n'est pas de se fonder sur une base impérissable, mais d'avoir tracé la route qui se prête le mieux à la recherche des vérités inconnues. La prétention d'avoir créé une théorie invariable et d'avoir stéréotypé, pour ainsi dire, un système équivaudrait à la prétention de tout connaître et de n'avoir plus rien à apprendre... Nous proclamons que la Science qui s'impose des limites est une fausse science et d'autant plus fausse qu'elle approche de ses limites de convention... Non pas qu'un système vrai soit par cela seul invariable; il changera au contraire une fois que de nouveaux faits viendront s'intercaler entre chacun de ceux qui formaient la première série. Le système le meilleur n'est pas celui qui ne change jamais ; c'est celui qui exprime un rapport vrai et qui prépare un autre système, en traçant la route qui conduit au plus grand nombre de faits nouveaux...*

Ce qu'il y a d'absolument remarquable dans le système médical de F.-V. RASPAIL, c'est que, tout en ouvrant largement des voies entièrement nouvelles à l'art médical et en provoquant des découvertes très nombreuses, les principes essentiels sur lesquels il l'avait établi sont demeurés encore les bases fondamentales de la médecine moderne. Mais, il n'a jamais prétendu avoir créé une théorie invariable, et c'est parce que je suis profondément imprégné de l'œuvre de mon grand-père, c'est parce que j'ai pris pour guide ses méthodes scientifiques et philosophiques que j'ai cru possible, je dirai même nécessaire, d'apporter un complément devenu indispensable à ses méthodes curatives si populaires.

La mort de F.-V. RASPAIL, survenue en 1878, a mis un terme aux recherches incessantes du grand savant. Pasteur venait seulement de s'engager, depuis peu d'années, dans la voie largement ouverte par son devancier ; et si Pasteur ne peut revendiquer l'honneur d'avoir été le créateur de la doctrine microbienne, son œuvre n'en a pas moins une portée considérable. Le perfectionnement des instruments d'optique, la création de méthodes de recherches et d'études nouvelles permirent à ce grand savant d'identifier un grand nombre de microbes pathogènes, d'étudier leur biologie, etc. Pasteur et ses élèves ont créé des méthodes curatives nouvelles par la sérothérapie et la vaccinothérapie, dont l'une au moins — le traitement de la diphtérie — a donné des résultats remarquables.

Plus récemment encore, les perfectionnements incessants de la chimie organique et biologique ont fait surgir de nouveaux procédés thérapeutiques et une branche nouvelle de la Science chimique : la chimiothérapie ; les traitements chimiothérapiques ont déjà donné des résultats très remarquables, qui tendent à devenir chaque jour plus nombreux; par exemple, dans le Paludisme, la Syphilis, la Dysenterie amibienne, etc.

En outre, depuis la mort de RASPAIL, la médecine proprement dite a fait des progrès considérables. Les maladies de beaucoup de systèmes organiques particuliers, comme l'oreille, le larynx, l'œil, les organes génitaux de l'Homme et de la Femme, etc., qui étaient presque inconnues de son temps, sont maintenant bien étudiées ; le très grand groupe des maladies exotiques est venu s'ajouter à la somme des connaissances médicales.

Il m'a donc paru que le temps était venu pour le petit-fils d'apporter à l'œuvre du Grand-Père un complément devenu indispensable, afin que ne tombe pas dans l'oubli cette œuvre utile et si réellement humanitaire de RASPAIL, qui avait pour but de mettre à la disposition de la masse le moyen de soulager la souffrance humaine. Cette modeste contribution que je désire apporter à l'œuvre du grand philanthrope, je la mûris depuis de longues années ; je la crois maintenant arrivée à un développement qui lui permettra de devenir réellement utile. Elle se compose :

1° De laboratoires de recherches qui permettent de poursuivre toutes les études de chimie biologique, de chimiothérapie et de bactériologie susceptibles de perfectionner les méthodes thérapeutiques ;

2° D'une Polyclinique qui me permet d'examiner et de soigner les malades qui veulent bien m'honorer de leur confiance.

Ce e organisation médicale très complète rend facile l'étude approfondie de toutes les maladies et de leur évolution ; ce qui nous procure un champ de recherches extrêmement varié et étendu. Il est certain que je ne puis examiner personnellement tous les malades qui se présentent, d'autant plus que nous sommes organisés non seulement pour soigner dans notre Polyclinique toutes les maladies qui sont du domaine de la Médecine et de la Chirurgie générales, mais aussi toutes les affections spéciales du nez, de la gorge et des oreilles, des yeux, des reins, de la vessie, des organes génitaux urinaires, du sang, de la bouche et des dents ; mais tous mes collaborateurs me tiennent quotidiennement au courant de leurs observations et j'examine avec eux tout cas difficile, ou particulièrement intéressant ; si c'est nécessaire, nous lui consacrons des recherches de laboratoire spéciales et nous nous attachons dans toute la mesure de nos forces à y apporter un grand soulagement quand la guérison radicale nous est impossible ;

3° L'expérience, sans cesse accrue, que nous avons acquise au cours de nos études chimiques et de nos recherches de laboratoire quotidiennes nous a montré qu'il était nécessaire d'apporter à la médication fondamentale de RASPAIL, un certain nombre d'additions, pour la mettre en harmonie avec les besoins de la médecine actuelle. Ces nouvelles médications, qui sont le fruit de notre expérience médicale déjà longue et de nos travaux de laboratoires, sont mises aujourd'hui à la disposition du public sous la forme d'un certain nombre de produits spécialisés, dont on trouvera, dans la dernière partie de ce travail, l'énumération, les indications thérapeutiques et le mode d'emploi ;

4° L'organisation de ma Polyclinique permet de soigner directement tous les malades qui peuvent venir jusqu'à moi ; il en est un bien plus grand nombre à qui leur éloignement de Paris rend tout déplacement impossible. Ce n'est pas une raison pour les abandonner. J'ai rédigé, à leur intention, une œuvre nouvelle, qui est en voie d'achèvement : *La Médecine des familles*. C'est une mise au point générale des doctrines hygiéniques et médicales de F.-V. RASPAIL ; je l'ai faite en tenant compte de toutes les acquisitions nouvelles de la science médicale, qui cadrent avec les doctrines du grand savant, mon aïeul. Ce manuel de médecine des familles est une œuvre considérable de plus de 800 pages ; il est accompagné de nombreuses planches en couleur et de très nombreuses figures dans le texte ; il comprend de multiples chapitres consacrés à toutes les tâches de l'hygiène, la description de toutes les maladies connues à l'heure actuelle, ainsi que toutes les indications qui permettent de les reconnaître et de les traiter, avec la description des médications qui sont nécessaires pour les guérir ou les soulager. Les malades ou leur entourage auront ainsi toujours à leur portée un guide efficace contre la maladie.

L'impression de cette œuvre est commencée, la confection des planches s'achève et le volume sera livré au public dans six mois.

Un grand nombre de fidèles adeptes de la MÉTHODE RASPAIL m'ont demandé s'il ne serait pas possible, en attendant sa publication, de mettre à la disposition du public un guide succinct qui lui permît de se soigner à l'aide des nouvelles médications que j'ai adoptées ; telle est la genèse du présent ouvrage. Il n'est pas possible, dans cet opuscule, d'entrer dans de longs détails sur les principes directeurs de mes méthodes nouvelles, ni sur l'hygiène, qui doit être la base essentielle de toute médication prophylactique, ni, enfin, sur un très grand nombre d'idées et de théories qui seront longuement développées dans ma *Médecine des Familles*.

Je dois cependant expliquer pourquoi, pour la majeure partie des médications nouvelles que je préconise, j'ai adopté la forme du comprimé et pourquoi je les ai fait présenter au public sous une apparence spécialisée.

De même que, dans les siècles passés, on était accoutumé de voir apparaître au chevet des malades un médecin drapé dans une longue robe noire, la figure encadrée par une vaste perruque, le chef surmonté d'un monumental chapeau pointu et le nez généralement chevauché par une paire d'énormes bésicles, de même on est encore accoutumé à l'heure actuelle de prendre quand on tousse un sirop pectoral et quand on se sent déprimé, un élixir fortifiant. Ces formes de préparations, dont nous nous garderions bien de médire, sont passablement surannées à l'heure actuelle ; dans un litre d'élixir fortifiant, vous avez généralement au maximum un ou deux grammes de produits actifs, le reste est formé par un excipient liquide absolument inutile et souvent funeste à l'estomac du malade ; le sirop pectoral ne contient jamais plus de quelques centigrammes de médicaments ; le reste est formé par de l'eau distillée et du sucre et cette forme sirupeuse écœure souvent le patient dont la maladie a déjà fortement affadi l'estomac. Ces modes de présentation sont, en outre, toujours encombrants, fragiles et quelquefois susceptibles de s'altérer. Il nous a donc paru beaucoup plus rationnel de rompre avec une tradition qui remonte au temps des chaises à porteurs et de présenter nos médicaments nouveaux, en général, sous la forme de comprimés renfermant exclusivement la partie médicamenteuse active sous le volume le plus réduit, ce qui en rend le transport facile, peu onéreux et écarte toute crainte de destruction par choc ou par chute.

Rien de plus facile que d'ingérer un médicament sous cette forme, il suffit de déposer le comprimé sur la base de la langue et de le faire glisser rapidement dans l'estomac en avalant quelques gorgées d'un liquide approprié et chaud de préférence : eau pure, tisane pectorale ou émolliente, etc. Il n'y a qu'une seule précaution à prendre, c'est d'agir avec rapidité, car les médicaments n'ont pas toujours une saveur parfaitement agréable et leur séjour trop prolongé sur la langue pourrait laisser dans la bouche un arrière-goût désagréable.

S'agit-il de faire prendre un comprimé à un enfant, qui est trop jeune pour l'avaler convenablement, écrasez-le sous la pointe d'un couteau, garnissez le fond d'une cuiller à café d'une légère couche de gelée de confiture, versez dessus la poudre obtenue et recouvrez-la d'une autre petite quantité de confiture, faites avaler le tout à l'enfant, qui trouvera la médication agréable, et faites-le boire aussitôt après.

Pourquoi avoir fait spécialiser mes formules ?

Les temps où les femmes filaient le lin à l'aide du gracieux rouet, où les savants bénédictins recopiaient habilement les œuvres de l'antiquité sur des parchemins qu'ils enluminaient, où la main-d'œuvre était le seul mode de production, sont accomplis depuis longtemps. L'ère moderne est l'ère du machinisme intensif, de la production taylorisée ; l'art pharmaceutique doit suivre le progrès et bénéficier de toutes les conquêtes de la Science pour pouvoir mettre à la disposition du public des médicaments mathématiquement dosés, d'une préparation toujours identique et d'une action toujours semblable à elle-même ; ce qu'il est quelquefois difficile d'obtenir avec les variations des prescriptions de la pharmacopée officielle ; ainsi l'Alcool camphré, préconisé par F.-V. RASPAIL, et dont l'action est si remarquable, contient 300 grammes de Camphre par litre d'Alcool ; celui préparé par les pharmaciens selon le Codex n'en renferme que 90 grammes. L'Eau sédative préparée selon les prescriptions de RASPAIL contient 3 grammes de Camphre par litre, puisqu'il y entre 10 grammes d'Alcool camphré, l'Eau sédative composée par le pharmacien avec son Alcool camphré n'en renfermera que 90 centigrammes. Comment dans ces conditions, un médecin peut-il être assuré d'obtenir toujours une même action avec des médicaments provenant de sources différentes et présentant des compositions si dissemblables, malgré leur similitude de nom ?

C'est pour obvier à tous ces inconvénients que mon concessionnaire a tenu à installer une usine modèle où la préparation et le conditionnement mécaniques des médicaments réduisent au minimum les causes de contamination des parties extérieures de ces médicaments et assurent leur aseptie rigoureuse. Il a pris également à l'heure actuelle toutes ses dispositions pour que les adeptes de la MÉTHODE RASPAIL soient assurés de trouver nos spécialités chez tous les pharmaciens et il s'efforcera sans cesse de perfectionner ses méthodes de diffusion pour donner toujours plus de facilités à la clientèle.

II

Quelques principes d'hygiène

" L'Hygiène préserve
de la Médecine ".
F.-V. RASPAIL.

Il m'est impossible, dans cet opuscule, d'aborder l'immense chapitre de l'Hygiène sous toutes ses formes. Cette partie, pourtant la plus importante de l'art de conserver la santé, sera entièrement développée dans ma MÉDECINE DES FAMILLES. Mais je ne puis me dispenser d'indiquer quelques règles essentielles qui doivent être les directrices de l'hygiène de la première enfance, celles que doit suivre l'Homme qui veut se maintenir bien portant, et aussi quelques principes indispensables que doit toujours avoir présents à la mémoire celui qui veut soigner un malade.

HYGIÈNE DE LA PREMIÈRE ENFANCE

Il y a encore à l'heure actuelle bien peu de personnes en France qui soient bien persuadées de cette vérité essentielle qu'il y a des méthodes rigoureusement rationnelles pour élever les enfants, comme il y a des règles précises pour semer les graines des plantes que l'on veut cultiver, pour faire pousser ces plantes en les nourrissant à l'aide d'engrais appropriés, de façon à obtenir une récolte abondante et fructueuse. Les mères sont aussi peu préparées que possible à l'accomplissement de leur mission essentielle, qui est d'élever leurs enfants ; comment pourraient-elles l'être, du reste, puisqu'à aucun moment de leur enfance ou de leur adolescence, on ne leur a enseigné les règles d'une éducation rationnelle de l'enfance ? Aussi qu'arrive-t-il, la plupart du temps, quand un enfant naît dans une famille, la mère inexpérimentée se laisse guider par les conseils d'un entourage incompétent, elle met en pratique les pires préjugés et finit bien souvent par altérer, pour le restant de son existence, la santé de son enfant, qui était venu au monde parfaitement bien portant ; quelquefois le petit infortuné est encore plus malheureux et il meurt des pratiques inconscientes de ses parents.

Moins que toute autre nation, la France peut s'offrir le luxe d'une mortalité infantile trop élevée, car elle est le pays où la natalité est réduite au maximum et où elle tend sans cesse à diminuer encore. Notre malheureux pays est ravagé par un fléau redoutable, le malthusianisme, que l'on n'est pas encore arrivé à combattre assez énergiquement ; cette doctrine est d'importation essentiellement germanique, mais l'Allemagne s'est soigneusement gardée de l'acclimater chez elle. D'autres causes augmentent encore la restriction de la natalité en France, car le problème est très complexe ; dans les classes riches ou simplement aisées, c'est l'égoïsme féroce qui fait limiter le nombre des enfants ; les femmes de la bourgeoisie ne se doutent pas que la plupart d'entre elles en agissant ainsi ont à souffrir des pires troubles nerveux, car on ne transgresse pas en vain les lois de la Nature ; pour l'équilibre moral et nerveux, pour la conservation de la santé de la femme, la fécondité est un besoin impérieux. Dans les classes ouvrières, la diminution de la natalité est surtout déterminée par la chèreté de l'existence, par la nécessité du travail quotidien qui attire la femme hors de son intérieur, par l'insécurité du lendemain, et aussi par la propagande acharnée que font les ennemis de notre prospérité nationale en faveur de la restriction volontaire de la natalité, etc. Les promoteurs de cette campagne homicide savent bien que l'abaissement du taux de la population française deviendra rapidement le principal facteur de la déchéance de notre pays, qu'il amènera progressivement sa ruine et que, dans un avenir peu lointain, il le livrera désarmé aux entreprises hardies de certains de ses voisins, qui convoitent depuis longtemps d'envahir et d'asservir ce beau pays si plein de ressources naturelles et si favorisé par la Nature sous le rapport du climat et de la situation géographique.

Nous ne pouvons ici que nous borner à signaler ce danger si redoutable et à jeter, après tant d'autres plus autorisés, un cri d'alarme. Mais s'il est difficile d'enrayer le péril de la natalité décroissante, il en est un autre qu'il est possible de combattre énergiquement : je veux parler de la mortalité infantile qui est excessive en France. Si nous ne pouvons augmenter le nombre des naissances, apprenons au moins à conserver les petites vies si précieuses qui s'ouvrent à l'existence. Tel est le but de la PUÉRICULTURE.

La Puériculture, c'est-à-dire la culture de l'enfant, sa protection avant et après la naissance, la Puériculture assure la procréation, la naissance et le développement d'enfants sains et vigoureux. C'est pour les mères et les futures mères que nous allons résumer les principes essentiels de la puériculture, elles doivent non seulement les lire mais les connaître par cœur, car ils constituent, pour ainsi dire, le BRÉVIAIRE DE LA SANTÉ du peuple français de demain.

Les règles de l'hygiène de l'enfance ne sont pas seulement applicables à partir de la naissance ; la femme enceinte doit observer certains principes indispensables d'hygiène si elle veut être assurée d'accoucher dans de bonnes conditions et si elle veut donner naissance à un enfant robuste et bien constitué ; nous allons donc les indiquer rapidement, puis nous étudierons tous les soins, que réclame l'enfant durant sa première enfance, c'est-à-dire depuis sa naissance jusqu'à l'éruption de sa vingtième dent.

Hygiène de la grossesse.

Lorsqu'une femme reconnaît qu'elle est enceinte, elle doit se soumettre à un examen médical pratiqué par une sage-femme ou par un médecin. A défaut de l'une ou de l'autre, elle aura toujours à sa disposition dans les centres urbains les consultations des maternités. L'examen médical a une grande importance ; il confirme les probabilités de la grossesse ; s'il s'agit d'une femme qui n'a pas eu encore d'enfant, il permet à celui ou à celle qui l'examine de mesurer le bassin et de reconnaître s'il est bien développé et si l'accouchement pourra se faire à terme normalement, dans de bonnes conditions.

Pendant les premiers mois de sa grossesse, la femme peut continuer son existence habituelle en évitant cependant dans toute la mesure du possible de se fatiguer, de faire des efforts, de veiller tard. Tous les mois, elle fera analyser ses urines pour déceler l'*Albumine* qu'elles pourraient contenir. La présence de l'albumine dans l'urine est aussi redoutable pour l'enfant que pour la mère ; pendant la durée de la grossesse, elle détermine des hémorragies dans le Placenta, qui entravent grandement la nutrition de l'enfant pendant la vie intra-utérine et nuisent à son développement ; au moment de l'accouchement, l'Albumine peut être la cause de crises d'*Eclampsie*, qui peuvent être funestes pour la mère et pour l'enfant. L'Albumine dépistée à temps permet d'instituer un traitement qui remédie à ces inconvénients redoutables.

C'est surtout pendant les trois derniers mois de sa grossesse que la femme doit redoubler de précautions et de soins. Tout surmenage doit être rigoureusement évité ainsi que tout traumatisme sexuel, car ce sont les deux causes essentielles d'un accouchement prématuré ; un repos relatif est même désirable chaque fois qu'il est compatible avec la situation sociale ; le législateur a si bien compris l'importance de ces questions qui ont une si grande influence sur la vigueur et la santé de l'enfant qui doit naître, qu'il a voté des lois garantissant le repos aux travailleuses ; la *Loi Paul Strauss* (17 juin 1913, modifiée le 2 décembre 1917) assure, à toute femme de nationalité française et privée de ressources suffisantes, une allocation journalière pour lui permettre de suspendre son travail pendant la période des quatre semaines qui précèdent et suivent son accouchement.

La surveillance de la femme enceinte par le médecin ou la sage-femme doit être surtout régulière à partir du septième mois de la grossesse. Les analyses d'urines, pour la recherche de l'Albumine, doivent être faites tous les quinze jours. Les mensurations du Bassin doivent être renouvelées, car s'il est reconnu trop étroit, il est possible de faire accoucher la femme quelques semaines avant l'époque normale de l'accouchement ; ces examens permettent enfin de reconnaître si la position de l'enfant est favorable; s'il en est autrement, il est possible à ce moment de rectifier sa position par de simples manœuvres externes et de la maintenir telle par un léger bandage approprié. Il ne faut pas oublier en effet que si 98 % des accouchements se font normalement, 2 % nécessitent des manœuvres très pénibles pour la mère, dangereuses pour l'enfant, et que beaucoup de ces incidents fâcheux seraient évités si ces malades avaient été régulièrement visitées pendant les deux mois qui précèdent leur accouchement.

Pendant la durée de sa grossesse, la femme doit suivre attentivement les pratiques de l'hygiène corporelle et alimentaire. Injections vaginales matin et soir avec 2 litres d'eau bouillie tiède additionnée d'une tablette d'*Orianine* (voir p. 127) ; *Bains sédatifs* (voir p. 115) au moins une fois par semaine ; soins minutieux de la bouche et des dents (voir p. 60), car les dents ont une tendance particulière à se carier au cours de la grossesse ; on évitera cet inconvénient en prenant régulièrement 4 comprimés de *Robéral* (voir p. 131) par jour ; éviter soigneusement la constipation, soit en prenant du *Llanol* (voir p. 125) tous les deux ou trois jours, soit en alternant son usage avec de petits lavements. Les pièces de l'habitation seront bien aérées et tenues dans un état rigoureux de propreté ; la femme fera tous les jours une ou deux petites promenades à pied en évitant la fatigue. L'alimentation sera surveillée ; elle sera saine et assez copieuse ; la viande, les œufs très frais, le poisson, les légumes féculents, les légumes verts cuits, le laitage, les fruits cuits ou bien mûrs, les fromages non fermentés formeront la base de la nourriture. Il faudra éviter les mets indigestes, les crudités, les mets vinaigrés. L'alcool est très nuisible, le café et le thé le sont aussi mais à un degré bien moindre ; le vin coupé d'eau, la bière légère sont des boissons salutaires.

Soins à donner au nouveau-né.

Le *nouveau-né* est l'enfant qui n'a pas atteint le dixième jour après sa naissance ; ce n'est qu'à cette époque qu'il a repris le poids qu'il avait à sa naissance et que la plaie de son ombilic est cicatrisée.

L'enfant qui vient de naître est dans un état de fragilité extrême, de moindre résistance ; il faut le protéger contre le *froid*, contre l'*infection*, contre l'*intoxication* alimentaire. En effet, en naissant il passe brusquement d'une température constante de 37° 5 à celle d'une pièce chauffée ordinairement à 16 ou à 18°. Son corps présente une grande surface de rayonnement par rapport à son poids, il perd ainsi rapidement beaucoup de chaleur ; il faut donc s'empresser de l'envelopper de linges chauds. Son tube digestif est aussi particulièrement fragile, il est mal préparé à se défendre contre certains microbes pathogènes et il n'est capable de digérer convenablement qu'un seul aliment, le lait humain et, particulièrement, le lait maternel.

La première toilette du nouveau-né sera effectuée dans une pièce chaude (20°) et devant un feu vif si la saison est froide. En venant au monde l'enfant est généralement recouvert d'un enduit gras ; pour l'en débarrasser on commencera par enduire son corps et sa tête avec de la *Vaseline stérilisée*, puis on procédera à sa toilette en plongeant son corps dans une bassine ou une baignoire remplie d'eau *bouillie* tiède à 37° et en lavant méthodiquement toutes les parties de son corps y compris la tête, que l'on maintiendra attentivement hors de l'eau, avec des tampons successifs d'ouate hydrophile imbibés d'eau et de savon. Il ne faut jamais se servir d'éponge pour la toilette des enfants ; ce sont des réceptacles à microbes. Pendant cette première toilette, il sera facile de reconnaître le sexe de l'enfant et les anomalies qu'il peut présenter au niveau de la Face et particulièrement de la Bouche *(Bec de lièvre)*, des membres, du dos et enfin de l'Anus *(Imperforation)*.

Cette toilette terminée, l'enfant étant soigneusement essuyé avec des linges chauds, on procède au pansement du *Cordon*, qui aura été convenablement lié après la naissance ; on le lave avec un petit tampon d'ouate imbibée d'*Alcool camphré* (voir p. 114), on le passe à travers un petit carré de gaze stérilisée au milieu duquel on a pratiqué une fente avec des ciseaux *stérilisés*, on applique par-dessus un autre carré de gaze stérilisée, puis on maintient le tout à l'aide d'une bande de flanelle. Ce pansement sera laissé en place 48 heures, au bout desquelles le cordon doit être desséché, on le renouvelle alors, et le Cordon tombe naturellement vers le huitième jour. Le pansement du cordon doit être surveillé chaque jour jusqu'à la chute, car il faut toujours redouter deux complications graves, qui peuvent même devenir mortelles : l'*Hémorragie* et la *Suppuration du Cordon*.

Les *Yeux* doivent être surveillés aussi attentivement que le Cordon, car ils peuvent être le siège d'une complication redoutable, l'*Ophtalmie des nouveau-nés*, qui est susceptible d'amener la Cécité. Pour prévenir cette complication si redoutable, aussitôt après la toilette, on entr'ouvre chaque œil à l'aide du pouce et de l'index de la main gauche et on y laisse tomber 4 à 5 gouttes d'une solution de *Nitrate d'argent* à 1 % à l'aide d'un compte-gouttes stérilisé. Ne jamais recourir au jus de citron pour cet usage, c'est un remède inactif, inefficace, qui donne une fausse sécurité dangereuse.

Soins consécutifs à la naissance.

La toilette. — La propreté est la condition essentielle de la
santé de l'enfant, qui doit être baigné chaque jour, sauf peutêtre pendant la période qui précède la chute du Cordon. Le
bain quotidien, loin d'affaiblir l'enfant, comme le croient encore
les personnes imbues d'un préjugé déplorable, facilite les
fonctions de la peau, régularise la circulation, entretient
la propreté méticuleuse du corps, si facilement souillé de l'enfant.
Les bains seront donnés à la température de 37° (vérifiée toujours à l'aide d'un thermomètre) dans une pièce maintenue à une
température d'environ 20°. La baignoire sera toujours entretenue
dans un état de propreté rigoureuse ; il sera bon d'employer de
l'eau bouillie pour les premiers bains. Les bains peuvent être
donnés le matin au réveil ou, de préférence, le soir au moment
du coucher ; mais alors il faut avoir soin que l'enfant soit à jeun,
qu'il n'ait rien pris depuis 3 heures ; le bain donné avant le
coucher exerce une action calmante sur le système nerveux,
il rend le sommeil plus calme surtout chez les enfants agités ;
on le donne immédiatement avant la dernière tétée. Les bains
ne doivent être interrompus que s'il y a de la fièvre, pendant
l'évolution des vaccins, le jour où l'enfant a été purgé. L'enfant
plongé dans le bain, on maintient attentivement sa tête hors
de l'eau et on le savonne des pieds à la tête à l'aide de tampons
d'ouate hydrophile imprégnés de savon blanc (Savon de Mar-
seille) ; le cuir chevelu doit être particulièrement nettoyé et
savonné (sans hésiter à passer sur la Fontanelle qui ne craint
rien), car il importe de ne *jamais* laisser s'accumuler sur cette
partie du corps la *couche de crasse* que l'on appelle vulgairement
le *Chapeau* et sous laquelle peuvent se développer des maladies
qui sont susceptibles de détruire les cheveux. Au sortir du bain,
l'enfant est essuyé vigoureusement à l'aide d'une serviette
bien sèche ; quand son corps est bien sec, on le frictionne avec
un filet d'*Alcool camphré* (voir p. 114) ; puis on en saupoudre
les diverses parties avec une poudre minérale *Talc* ou mieux
avec notre Poudre *Pélia*. Ne jamais employer pour cet usage
des poudres végétales (Amidon, Lycopode, etc.), qui, mélangées
aux sécrétions cutanées ou à l'urine, se mettent à fermenter
et deviennent irritantes pour la peau. Ne jamais se servir,
pour poudrer l'enfant, de houpette, qui devient un réceptacle
à microbes, mais employer un tampon d'ouate très souvent
renouvelé. Les yeux, les oreilles, le nez de l'enfant doivent
toujours être tenus très propres ; il faut également nettoyer
plusieurs fois par jour les mains et les ongles des enfants, car
ils ont la fâcheuse habitude de sucer leurs doigts.

L'habillement. — Le maillot que l'on utilise pendant les
premières semaines ou les premiers mois, puis la couche-culotte
ne doivent jamais serrer ni gêner l'enfant ; ces vêtements

doivent toujours être suffisamment amples et munis de cordons qui assurent leur maintien en place ; le nombre des épingles de nourrice doit être réduit au minimum. Pour être bien vêtu, l'enfant doit toujours pouvoir se mouvoir à l'aise et respirer librement dans ses vêtements.

L'enfant doit être vêtu plus ou moins chaudement, non pas suivant la saison, mais bien suivant la *température réelle* de l'atmosphère constatée au moyen d'un thermomètre. Le maillot sera en laine pour préserver l'enfant contre le refroidissement ; pendant les fortes chaleurs, il sera modifié pour que l'enfant ne soit pas incommodé. Les bras et les pieds du nouveau-né ne doivent pas être laissés nus, à cause de la grande déperdition de chaleur par rayonnement que nous avons déjà signalée. Par contre, la tête restera toujours découverte dans la maison ; elle sera recouverte d'un bonnet léger lorsqu'on sortira l'enfant.

Le jeune enfant salit ses langes fréquemment ; il devra donc être changé très souvent pour éviter l'humidité et la macération de la peau, si particulièrement irritable au niveau des fesses. Le lange sera toujours sec, chaud et stérilisé par un repassage préalable avant d'être appliqué ; on évitera ainsi les rougeurs et les excoriations de la peau.

Le coucher. — La pièce où dort l'enfant doit être, autant que possible, bien exposée, au midi et non au nord, bien aérée et nullement humide. Elle sera entretenue dans un état de propreté méticuleuse et débarrassée de toutes les tentures, tapis, etc., qui ne servent qu'à emmagasiner la poussière ; il est nécessaire de suspendre un thermomètre près du berceau pour contrôler la température qui doit être maintenue aux environs de 16°. Le chauffage doit être fait au bois ou à l'aide d'une grille à charbon ; on proscrira les poêles à feu continu qui risquent d'intoxiquer l'enfant. La température sera forcée, comme nous l'avons dit, au moment du bain. Il est toujours préférable, quand on le peut, de réserver une pièce spéciale à l'enfant.

Le Berceau doit être de préférence en métal (fer ou cuivre); les berceaux en osier ou en bois sont difficiles à maintenir propres ; le berceau doit être fixe et non à bascule, l'habitude de bercer l'enfant est déplorable et très préjudiciable à sa santé. Le berceau sera dépourvu de rideaux, ces nids à poussière; pendant l'été, on le recouvrira seulement d'une mousseline de gaze pour protéger le bébé contre les mouches. Le berceau sera placé de façon telle que l'enfant ait toujours la tête tournée à l'opposé de la lumière du jour.

L'enfant ne doit jamais être couché sur le dos, car, s'il a des régurgitations ou des vomissements alimentaires pendant son sommeil, ces matières risquent de l'étouffer quand il est dans cette position ; on le mettra tantôt sur le côté droit, tantôt sur le gauche. Il faut toujours s'assurer qu'il a les pieds chauds ; et l'on emploiera, si c'est nécessaire, une boule d'eau chaude bien bouchée et bien enveloppée d'une flanelle épaisse, par crainte des brûlures. La literie sera exposée à l'air et au soleil chaque jour. Dès sa plus tendre enfance, il faut présenter l'enfant sur le vase de nuit chaque fois qu'on le change pour l'habituer de bonne heure à la propreté.

L'alimentation. — Pendant les 24 premières heures qui suivent la naissance, il est absolument inutile de faire prendre quoi que ce soit au nouveau-né. Son estomac est encombré par des glaires épaisses ; elles sont, pendant cette période, rejetées par la bouche ou éliminées par l'intestin en même temps que le *Méconium*. Tout au plus, pour calmer l'inquiétude absolument injustifiée de la mère, pourra-t-on, au bout de 12 heures, donner une cuillerée à café d'eau bouillie simple ou d'eau sucrée bouillie. Ne jamais donner d'*Eau de Fleur d'Oranger*, qui contient des millions de microbes souvent nocifs.

Au bout de 24 heures, on commencera à mettre l'enfant au sein. Avant de le faire, on procédera à la toilette du Mamelon qui sera lavé avec un tampon d'ouate hydrophile trempé dans l'eau bouillie, puis séché. Après la tétée, on lavera encore de la même façon le Mamelon ; après l'avoir essuyé on passera un tampon de coton trempé dans de l'Alcool bon goût à 60°, puis on le recouvrira d'un carré de gaze stérilisée. Cette pratique devra être renouvelée avant et après chaque tétée ; elle suffit bien souvent à éviter les *Crevasses* (voir p. 93).

Les différents modes d'allaitement.

Il est rare qu'une femme qui vient d'accoucher soit dans l'impossibilité absolue de nourrir son enfant, au moins pendant les deux premiers mois qui suivent la naissance (1 cas sur 100). L'*Allaitement au sein* est la méthode idéale et naturelle d'alimentation pour l'enfant. Une deuxième méthode est l'*Allaitement mixte*, partie au sein, partie au biberon ; enfin une troisième est l'*Allaitement artificiel* au biberon.

Allaitement au sein. — L'allaitement au sein est la seule méthode naturelle ; elle s'impose à toutes les mères comme un devoir impérieux, non seulement parce qu'elle est la plus favorable, la seule absolument favorable pour l'enfant, mais encore parce qu'elle est utile pour le maintien en bonne santé de la mère. Nous avons dit plus haut que les fonctions de la maternité sont indispensables à la femme qui veut se maintenir en parfaite santé, qui veut éviter certains troubles nerveux souvent graves ; l'allaitement fait partie intégrante des fonctions maternelles. Nous ne saurions assez répéter que toute femme qui a du lait doit nourrir son enfant, car *une nourrice ne remplace jamais la mère* dont le lait est spécialement élaboré par l'organisme maternel pour l'enfant issu de cet organisme ; de plus, *faire donner le sein par une remplaçante, c'est exposer son enfant à des maladies contagieuses redoutables, comme la Syphilis et la Tuberculose.* La mortalité infantile atteint des proportions effrayantes chez les nouveau-nés qui sont confiés à une nourrice mercenaire éloignée et surtout chez ceux qui sont nourris artificiellement. L'allaitement au sein est le seul qui soit rigoureusement conforme aux lois de la Nature; il est nécessaire à l'hygiène et à la santé de l'enfant aussi bien qu'à celle de la mère, pour laquelle l'accomplissement de cette fonction normale est un gage de prompt rétablissement.

Généralement, la montée du lait s'effectue le quatrième jour après le premier accouchement; quand la femme a déjà eu des enfants, elle s'effectue le deuxième ou le troisième, quelquefois il y a, au début, insuffisance de lactation, c'est pourquoi il est nécessaire de recourir à l'allaitement mixte ; mais la lactation peut, dans certains cas, s'installer tardivement au bout de 2 ou 3 semaines seulement ; lorsque la mère est bien portante, il ne faut donc pas renoncer trop vite à la faire allaiter même si elle présente peu de dispositions. Les seules contre-indications réelles à l'allaitement au sein sont les maladies aiguës ou chroniques plus ou moins graves. La Tuberculose pulmonaire est une contre-indication formelle ; la Syphilis de l'enfant au contraire n'en est pas une. Dans certains cas le bout du sein est mal formé, il convient alors d'employer un bout de sein artificiel. Le lait que l'enfant puise au sein de sa mère est exempt de microbes pathogènes, il n'est pas altéré par des fermentations morbides ; il passe directement du sein dans le tube digestif de l'enfant sans avoir subi aucune des manipulations qui le dénaturent (stérilisation, ébullition); en un mot, c'est un aliment dont les éléments sont vivants, tandis que ceux du lait provenant d'animaux que l'on donne dans l'allaitement artificiel ont été tués par la stérilisation. La température du lait maternel est naturellement toujours égale et parfaite, sa composition est spécialement dosée par la Nature pour le tempérament de l'enfant; toutes ces qualités le rendent d'une digestibilité parfaite, il s'assimile rapidement, parfaitement, complètement, sans fatigue pour le tube digestif. Le lait séjourne environ 2 heures et demie dans l'estomac; quand il est digéré normalement, il provoque 2 ou 3 selles par 24 heures ; les matières doivent être bien liées, de couleur jaune d'or, comme des œufs brouillés, les selles ne doivent pas avoir d'odeur fétide. Pendant les 24 heures qui suivent la naissance, les selles ont un aspect très différent ; elles sont épaisses, gluantes, de couleur vert foncé; ces matières ont reçu le nom de *Méconium.*

Quand un enfant vient au monde il n'a aucune habitude ; il importe donc à la mère de le régler dès sa naissance; elle assurera ainsi sa propre tranquillité et la santé parfaite de son enfant.

On doit donner le sein régulièrement toutes les 3 heures, de 6 heures du matin à minuit, soit 7 tétées par jour. Si l'enfant dort il ne faut pas hésiter à le réveiller pour le faire téter ; en peu de temps, il prendra l'habitude de se réveiller de lui-même au moment voulu. S'il ne se réveille pas pour la septième tétée à minuit, il faut le laisser dormir ; l'enfant peut parfaitement rester de 21 heures à 6 heures le lendemain sans téter ; cela permet à la mère de mieux se reposer. Il est bon de donner successivement les deux seins à l'enfant à chaque tétée. La durée moyenne de chaque tétée doit être de 12 à 15 minutes. Bien régler les heures de tétée de l'enfant, c'est assurer ses digestions parfaites, son développement normal. C'est aussi assurer la montée régulière du lait chez la mère. Si, au contraire, on donne à téter à l'enfant à toute heure et au moindre cri, on détermine rapidement chez lui de l'*Entérite* (voir p. 67) ; en effet, nous avons dit plus haut qu'il fallait 2 heures et demie pour que l'estomac opère la digestion du lait et prépare l'assimilation intestinale ; si l'on introduit du lait frais dans l'estomac pendant ce travail de digestion, on trouble l'accomplissement des fonctions stomacales, on empêche la transformation normale des particules alimentaires du lait et on fait apparaître les troubles gastro-intestinaux.

Avant de donner le sein, nous l'avons déjà dit mais il est bon de le répéter, la mère lave son mamelon à l'eau bouillie ; après la tétée elle le lave à nouveau à l'eau bouillie, puis à l'eau alcoolisée et le recouvre, lorsqu'il est bien séché, d'un carré de gaze stérilisée.

Quand l'enfant a fini de téter, on le redresse un instant, on lui essuie les lèvres, et on le recouche aussitôt sur le côté dans son berceau. Il doit se rendormir tranquillement. Il ne faut jamais le bercer ni le prendre dans les bras. On ne doit jamais faire usage de *Sucette* ou de bâtons divers ; ces objets *homicides* sont causes de diverses infections et en particulier du *Muguet* (voir p. 59) ; en outre, ils habituent l'enfant à sucer en dormant, ce qui est très mauvais pour les fonctions digestives, car les mouvements de succion provoquent la sécrétion constante de la salive, qui, déglutie, excite d'une manière maladive le travail ininterrompu de l'estomac.

Le sein sera l'alimentation exclusive jusque vers le neuvième mois ; l'allaitement au sein doit être prolongé un peu plus longtemps, si l'état de la mère le permet, lorsque l'enfant atteint cet âge pendant les chaleurs de l'été ; on pourra commencer à donner des bouillies une fois par jour. Dans ce but, nous avons particulièrement étudié notre farine *Athlos*, formée d'un mélange de farines de céréales et de différentes fécules agréablement aromatisées. Les bouillies préparées avec l'*Athlos* procurent aux enfants un aliment sain, substantiel, de digestion très légère, qui ne détermine jamais de troubles digestifs.

Hygiène de la Mère et de l'Enfant
pendant l'allaitement.

La femme qui allaite doit éviter tout travail pénible ; elle mènera une vie calme, elle aura un sommeil régulier, observera une hygiène corporelle méticuleuse et prendra au moins un grand bain et de préférence un *Bain sédatif* (voir p. 115) par semaine. Elle surveillera particulièrement son alimentation ; celle-ci doit être copieuse, sans tomber dans la suralimentation, ce qui est inutile et peut être nuisible à l'enfant. S'abstenir particulièrement de charcuterie, de conserves, de viandes faisandées, de choux, d'asperges, de fruits crus, de thé, de café, d'alcools. La nourrice devra au contraire insister sur les féculents (pommes de terre, haricots secs, lentilles, etc.) ; comme boisson, vin coupé d'eau, bière peu alcoolisée, cidre, eau minérale ou lait (le lait excite la sécrétion lactée). La nourrice ne doit jamais prendre de médicaments sans avoir consulté un médecin.

Quelquefois les règles, surtout au premier enfant, reparaissent au cours de l'allaitement ; pendant la menstruation la montée du lait peut être influencée ainsi que la santé de l'enfant ; ces inconvénients sont toujours légers et passagers, il ne faut donc jamais interrompre l'allaitement pour cela. La mère peut aussi présenter de la faiblesse générale pendant qu'elle nourrit; une bonne hygiène, une médication reconstituante (*Robéral* (voir p. 130) et *Reconstituant Julien Raspail* (voir p. 131) pris alternativement) suffiront presque toujours à remettre tout en ordre. Enfin, une nouvelle grossesse peut survenir; contrairement à ce que l'on croit communément, le nourrisson ne tette pas alors de mauvais lait. On poursuivra l'allaitement, en hâtant un peu le sevrage en cas de fatigue de la mère, ou en prévision de la venue de la saison chaude. Mais si la nourrice se met à maigrir ou à tousser, elle doit aussitôt consulter un médecin (voir l'horaire de notre Polyclinique p. 138).

L'enfant qui vient de téter, qui est rapproprié, doit s'endormir rapidement sans crier. S'il reste éveillé, s'il est agité, s'il crie, il faut chercher la cause de cet état anormal ; c'est souvent une légère sensation de froid ou un trouble digestif passager, à moins qu'il ne soit arrivé à l'époque de l'éruption des premières dents et qu'il ne souffre de ses gencives. Le nourrisson bien portant a les chairs roses et fermes, le ventre souple, ni flasque ni ballonné, la fontanelle bien tendue ; il prend du poids régulièrement. Tout enfant qui prend du poids ne peut être sérieusement malade ; tout enfant qui en perd, même s'il conserve les apparences de la santé, est en proie à un malaise certain auquel il faut porter remède. Dans certains cas, l'enfant prend pendant quelques jours un poids supérieur à la normale quotidienne, puis son poids reste 4 ou 5 jours stationnaire pour reprendre sa progression régulière ensuite, cela n'a rien d'inquiétant. Voici la courbe du poids d'un enfant mâle pendant la première année, d'après Brondio. (Les chiffres sont légèrement inférieurs à ceux-ci pour les fillettes.)

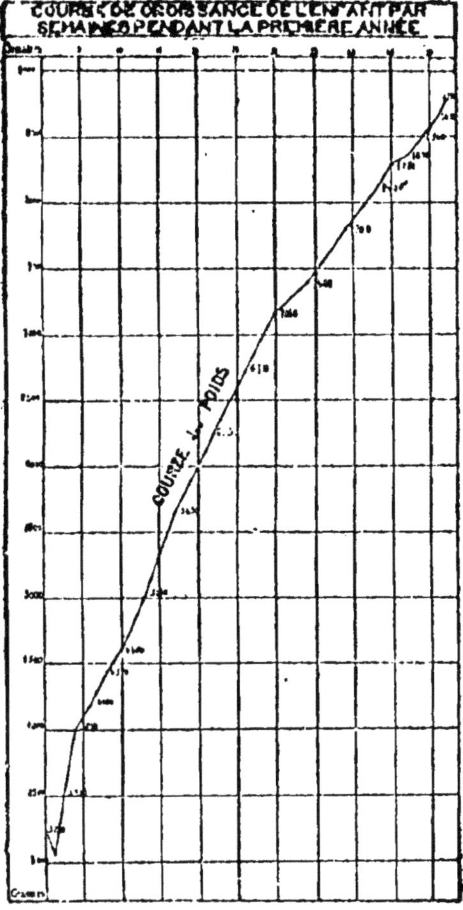

Comme on le voit, l'enfant perd du poids pendant les 4 premiers jours, cela tient à ce qu'il s'alimente peu et qu'il rend des glaires, du méconium et des urines.

Cette courbe montre que l'enfant normal pèse un peu plus de 3 kilogrammes à sa naissance ; pendant les 4 premiers mois, son augmentation moyenne par jour est de 30 grammes, les 4 mois suivants, il prend 20 grammes et seulement 10 grammes dans les 4 derniers mois de sa première année.

L'enfant doit être pesé à sa naissance et à partir du dixième jour régulièrement tous les 8 jours ; il sera pesé nu dans une balance spéciale.

Souvent, l'enfant, quelques instants après avoir tété, rejette un peu de lait liquide ; il ne faut pas confondre cette *régurgitation* sans conséquence avec les véritables *vomissements* qui surviennent plus tard et qui sont constitués par du lait caillé ; ces vomissements sont toujours un signe de suralimentation et de mauvaise digestion, on y remédie en réglant bien l'heure des tétées et en diminuant légèrement leur durée.

Certains enfants, quoique bien portants, présentent de la *Constipation* habituelle ; leur ventre est alors quelque peu tendu, il faut combattre cette constipation en donnant tous les 3 ou 4 jours, 1/4 ou 1/2 cuillerée à café d'*Huile de Ricin* (voir p. 128) le matin à jeun, et, entre temps, soit de petits lavements, soit des suppositoires glycérinés. Les *Erythèmes fessiers*, les éruptions de la face, l'*Eczéma* sont sous la dépendance de fermentations intestinales qui disparaîtront par un régime approprié de la mère (régime presque entièrement végétarien) et par une limitation plus sévère des tétées de l'enfant.

L'allaitement mixte. — Il consiste à donner alternativement le sein et du lait animal au biberon. Il est indiqué quand la sécrétion lactée de la mère est insuffisante, lorsque la mère est momentanément souffrante, ou encore quand les conditions sociales l'obligent à travailler hors de chez elle et la forcent à supprimer 1 ou 2 tétées dans la journée. Cette méthode est toujours très supérieure à l'allaitement artificiel, mais quelquefois, elle a l'inconvénient de tarir complètement la sécrétion lactée et de rendre l'allaitement complet au biberon obligatoire.

En général, on alterne une tétée avec un biberon. Nous verrons plus loin comment il convient de préparer le lait du biberon et quels soins hygiéniques réclame l'usage du biberon.

L'allaitement artificiel. — C'est le procédé d'élevage le plus délicat et le plus dangereux ; c'est la cause essentielle de la mortalité infantile ; il est néfaste chez les enfants débiles ; et, même parfaitement conduit, il peut donner de mauvais résultats. Il importe donc de le surveiller attentivement pour en diminuer les effets nuisibles. Il faut surtout surveiller le choix du lait, son coupage et sa stérilisation, puis l'espacement des tétées, car la digestion du lait animal est plus longue et plus pénible, enfin régler minutieusement la quantité de lait à donner à chaque repas, ce qui est très délicat.

Le lait que l'on donne à l'enfant doit être de bonne qualité, recueilli proprement et aussi frais que possible. Le lait cru est dangereux, car il n'est jamais recueilli aseptiquement et il provient assez souvent de bêtes tuberculeuses. Le lait doit donc être préalablement bouilli par la mère ; pour qu'il soit bien bouilli, il faut le laisser bouillonner pendant une dizaine de minutes après avoir écarté la mousse avec une cuiller et non se contenter de le voir monter ; on peut aussi user de lait stérilisé industriellement que l'on trouve chez les pharmaciens. On préconise aussi souvent les laits concentrés, ou même desséchés, sous forme de poudre de lait; l'emploi de ces dernières préparations est difficile à régler, car la dilution est toujours assez incertaine.

Le biberon doit être en verre blanc, gradué, à goulot court et large pour permettre un nettoyage facile ; *ne jamais se servir de biberons à tube*. L'ouverture du biberon sera coiffée d'une tétine en caoutchouc percée d'une ouverture en forme de triangle ; la tétine et le biberon seront bouillis après chaque tétée. Il est préférable d'avoir autant de flacons de biberon qu'on donne de tétées par jour à l'enfant, on les soumet à l'ébullition en les mettant à l'eau froide et en chauffant peu à peu l'eau jusqu'à ce qu'elle bout, on les égoutte et l'on distribue dedans la quantité de lait, fraîchement bouilli, nécessaire à la tétée, et en l'additionnant au besoin d'eau bouillie sucrée en suivant les indications du tableau suivant. Le lait doit toujours être tiédi avant de donner le biberon à l'enfant. Les tétées seront toujours espacées de 3 heures ; elles dureront en général 12 à 15 minutes ; certains enfants paresseux sont beaucoup plus longs à l'absorber ; il faut s'armer de patience ; d'autres sont très gloutons ; il faut modérer de temps en temps leur voracité, car elle compromettrait la digestion.

Tableau des tétées à donner à l'enfant suivant l'âge.

AGE	NOMBRE DE REPAS PAR 24 HEURES	QUANTITÉ D'ALIMENTS à donner à chaque tétée	
		LAIT	EAU BOUILLIE
1 jour	Aucune tétée		
2 —	5 à 6 —	8 gr.	10 gr.
3 —	6 à 7 —	10 —	15 —
7 —	7 —	23 —	23 —
10 —	7 —	28 —	28 —
15 —	7 —	34 —	34 —
20 —	7 —	40 —	30 —
30 —	7 —	50 —	30 —
45 —	7 —	60 —	30 —
60 —	7 —	70 —	35 —
3 mois	7 —	80 —	30 —
4 —	7 —	90 —	30 —
5 —	7 —	100 —	20 —
6 —	6 —	125 —	0
7 à 9 —	6 —	160 —	0

(pour les colonnes 28 à 100 d'eau bouillie : + sucre 10 %)

D'APRÈS MARFIN (légèrement modifié).

Naturellement, ces chiffres s'appliquent à un enfant normal, qui se développe régulièrement ; si c'est un débile, il est nécessaire de demander conseil à un médecin pour régler son alimentation suivant son tempérament (voir l'horaire de notre Polyclinique p. 138).

Toute faute dans l'alimentation, surtout dans l'allaitement artificiel, se traduit toujours par des troubles digestifs. Ces troubles digestifs relèvent de trois causes principales : en premier lieu, la suralimentation, une alimentation mal réglée avec mauvaise digestion du lait de vache, une intoxication microbienne. Les troubles digestifs produisent toujours la *gastroentérite* des nourrissons (voir p. 67) ; s'ils deviennent chroniques, ils aboutissent souvent à l'*Athrepsie* (voir p. 67) ; quand ils apparaissent, il convient donc de dépister leur cause essentielle et d'y remédier. Leur prophylaxie consiste dans la réglementation sévère de l'allaitement artificiel. On les dépistera, dès leur apparition, en étudiant tous les symptômes anormaux qui surviennent : vomissements, diarrhée, etc. ; les selles seront particulièrement surveillées sous le rapport du nombre, de la couleur, de la consistance. Dès que la diarrhée apparaît ainsi que les vomissements, il faut cesser l'alimentation à l'enfant et ne lui donner que de l'eau bouillie non sucrée (voir p. 67) ; si ces symptômes continuent il faut consulter un médecin (voir l'horaire de notre Polyclinique p. 138).

Certaines saisons sont particulièrement funestes aux petits enfants ; ce sont : l'été, où, pendant les chaleurs, les fermentations du lait se font avec une activité redoutable ; c'est la saison des entérites par excellence ; printemps et automne, où la mortalité infantile est aussi très grande par infection des bronches et des poumons (*Broncho-Pneumonie*, voir p. 49).

Évolution de la dentition, apparition de la marche, etc. — Les premières dents apparaissent normalement entre 6 et 8 mois ; les incisives médianes de la mâchoire inférieure apparaissent d'abord, puis celles du maxillaire supérieur, etc. A 1 an l'enfant normal a de 5 à 8 dents ; à 2 ans et demi la première dentition est complète ; elle se compose de 20 dents. Cette première dentition doit être très surveillée ; on habituera de très bonne heure l'enfant à recevoir les soins nécessaires (voir p. 60).

Le grand air est aussi nécessaire que la nourriture à la santé de l'enfant. On peut commencer à le sortir à partir du dizième jour en été et seulement au bout d'un mois pendant l'hiver. Quand l'enfant est habitué, on peut le sortir matin et soir, éviter de le faire pendant les heures les plus chaudes des jours d'été, ainsi que les jours de pluie ou de trop grand froid.

L'enfant commence à marcher seul entre 12 et 14 mois ; quand il commence à se tenir debout, il faut le soutenir sous les aisselles ; la majorité des enfants arrivent à marcher seuls entre 15 et 17 mois.

Vaccination. — Quand il y a une épidémie de *Variole* (voir p. 32) au moment de la naissance de l'enfant, il faut le vacciner (voir p. 32) dès les premiers jours de sa naissance, sinon on a intérêt à attendre 2 ou 3 mois. Éviter de vacciner pendant les chaleurs. Les jours qui suivent la vaccination, l'enfant est mal à son aise, grognon, fiévreux, ne pas s'en inquiéter, mais il est préférable de ne pas le sortir et de diminuer légèrement sa ration alimentaire. La vaccination rendue obligatoire par une loi a fait disparaître presque entièrement la *Variole* en France et dans un grand nombre de pays d'Europe ; ce résultat avait été prévu par F.-V. RASPAIL, ainsi que je l'indique dans un autre chapitre (voir p. 32).

Les règles de l'hygiène de l'enfance que nous venons de résumer s'appliquent exclusivement aux enfants normaux ; pour les enfants débiles, venus à terme avec un poids très inférieur à la normale ; pour les prématurés, nés avant le terme normal, il est nécessaire d'instituer des soins particuliers que nous ne pouvons développer ici. Ils présentent des difficultés considérables d'alimentation, ils sont sujets à de fréquents accidents cutanés (suppurations ou autres), ils se refroidissent facilement ; ils sont particulièrement disposés à contracter toutes les maladies. La seule chance de les élever et de voir leur santé se consolider peu à peu, c'est de les nourrir au sein ; l'allaitement artificiel est leur condamnation à mort.

HYGIÈNE DE L'HOMME BIEN PORTANT

L'air et la lumière sont deux facteurs essentiels pour la santé ; il faut donc aérer le plus possible l'appartement que l'on habite et y laisser pénétrer largement le soleil. L'habitude de coucher la fenêtre ouverte ou entr'ouverte est excellente car l'air confiné est un véritable poison pour l'organisme ; la vie passée dans un appartement sombre, soigneusement calfeutré, suffit pour anémier la personne la mieux portante.

L'exercice musculaire entretient la tonicité des fibres musculaires, active les combustions organiques, accélère la circulation. Tous les matins en se levant, il est donc nécessaire de faire, pendant un quart d'heure, des mouvements rythmés et bien gradués de manière à exercer tous les groupes de muscles du corps. En terminant cet exercice, faire rapidement une affusion d'eau froide sur le corps, suivie d'une friction énergique sur le torse et les membres avec un gant de crin arrosé d'un filet d'Alcool camphré (voir p. 114). Cette pratique journalière régularise et détend le système nerveux, elle entretient le bon fonctionnement de la circulation et de la peau.

Faire, matin et soir, une toilette minutieuse de la tête, des pieds, des mains, des régions ano-génitales. Après le repas, brosser énergiquement et longtemps toutes les dents, avec une *crème dentifrice* savonneuse, comme il est dit plus loin (voir p. 60).

Après la toilette du matin et celle du soir, changer entièrement de linge de corps. Le linge pour la nuit doit toujours être différent de celui porté le jour.

Faire trois repas par jour à des heures toujours régulières. Avoir toujours soin de manger beaucoup plus d'aliments végétaux (légumes, pâtes alimentaires, fruits cuits ou bien mûrs) que de viande ; la proportion normale doit être de 6 à 1 ; en effet, l'examen de la dentition de l'homme montre la prépondérance des molaires et des incisives sur les canines et il faut savoir que l'abus des aliments carnés, comme l'abus des boissons alcoolisées, détermine à la longue l'*Artério-Sclérose* (voir p. 86) et d'autres maladies redoutables. Les aliments doivent toujours être préparés d'une façon simple ; il faut éviter autant que possible les viandes faisandées, les aliments conservés, les salaisons, les mets de digestion difficile. Contrairement à ce que l'on recommande souvent, il ne faut pas craindre de bien épicer la nourriture ; les condiments excitent l'appétit, stimulent la sécrétion gastrique, les principes qui leur donnent leur saveur excitante et leur montant sont d'excellents antiseptiques et des vermifuges. Manger lentement, bien mâcher ; prendre une quantité raisonnable de boisson en mangeant (un à deux verres, jamais plus). L'Homme qui travaille ne doit jamais boire plus d'un litre de vin par jour ; celui qui a une vie sédentaire doit se contenter de moitié moins. Se reposer une demi-heure après le repas, ou faire une promenade au grand air, avant de se remettre au travail.

Ne pas veiller trop tard la nuit ; le sommeil que l'on prend le jour n'est pas réparateur comme celui de la nuit. Se lever toujours de bonne heure.

Avoir soin de ne jamais se laisser constiper. On peut arriver à régler les fonctions intestinales comme on règle les heures de repas.

Ne jamais forcer la nature en rien, ni dans la fatigue du corps, ni dans celle de l'esprit. User modérément des plaisirs sains, ne jamais abuser.

En réglant ainsi sa vie d'une manière sobre et tempérante, on évite bien des maladies, et l'on est assuré de se bien porter et de vivre longtemps. Surtout, n'abuser jamais des médicaments ; un organisme qui fonctionne normalement n'a pas besoin d'être drogué quel que soit son âge. Le médicament doit toujours être réservé pour remonter, pour stimuler un organisme qui défaille momentanément.

HYGIÈNE DU MALADE

Le malade doit toujours être isolé ; il faut le placer dans une chambre séparée, aussi spacieuse que possible, bien éclairée, facile à aérer. Les tentures, les tapis, tous les objets susceptibles de retenir la poussière doivent être, dans la mesure du possible, enlevés de la pièce qu'il occupe ; celle-ci doit être tenue dans un état de propreté méticuleuse ; on y maintiendra une température moyenne (16 à 18°) aussi constante que possible.

Le linge du malade, aussi bien celui du corps que celui du lit, doit être entretenu dans un état d'absolue propreté. Il ne faut tenir aucun compte des préjugés qui conseillent de ne jamais changer le malade de linge pendant certaines maladies (Rougeole, Scarlatine, etc.) ; en ayant la précaution de chauffer préalablement le linge propre et en ayant soin que la chambre ait une température suffisamment élevée au moment de la substitution, il n'y a jamais la moindre crainte à avoir ; il y a, au contraire, de multiples inconvénients à laisser le malade dans la saleté.

La personne qui soigne le malade doit lui donner régulièrement des soins de toilette ; laver tous les jours la figure, les mains, les pieds, nettoyer les ongles, laver les régions ano-génitales (et donner une injection vaginale si la malade présente des pertes blanches) ; les soins de la bouche doivent être très minutieux (voir p. 60), car souvent la langue du malade et ses dents sont recouvertes d'un enduit fuligineux très épais, qui détermine chez celui-ci une sensation très pénible ; avec des soins, il est toujours possible de faire disparaître cet enduit ; chez les malades très gravement atteints, la cavité buccale peut aussi être envahie par le *Muguet* (voir p. 59) ; ce champignon doit être combattu énergiquement.

Dans certaines maladies graves, traînantes, provoquant un amaigrissement marqué, et maintenant le malade au lit pendant des semaines et des semaines, il survient à la longue des eschares fessières ou sacrées, il faut surveiller attentivement ces parties; dès qu'elles ont tendance à rougir, on les lotionne à l'*Alcool camphré*; il faut aussi avoir soin de faire changer souvent de position au malade; il ne doit pas rester constamment sur le dos, mais se mettre tantôt sur le côté droit, tantôt sur le côté gauche, pour éviter la production de ces plaies si douloureuses et si rebelles.

Il est également important de soigner attentivement la chevelure des malades, surtout si ce sont des femmes, leurs cheveux seront régulièrement démêlés, brossés et toujours maintenus nattés.

La garde-malade doit toujours observer elle-même une propreté méticuleuse ; ses vêtements seront recouverts entièrement par une blouse de toile, fréquemment renouvelée; avant et après avoir donné ses soins au malade, elle doit se brosser et se savonner énergiquement les mains et les ongles, et nettoyer ceux-ci avec une lime.

Dans les maladies fébriles, il est indispensable de prendre la température rectale (la température prise sous l'aisselle est toujours sujette à caution) le matin vers huit heures et le soir vers cinq heures. Il est bon également de compter le nombre de pulsations par minute. Ces chiffres seront inscrits chaque fois sur une feuille de papier spéciale.

Pour prendre correctement la température avec un thermo-mètre médical, il faut d'abord s'assurer que la colonne de mercure est descendue au-dessous de 37°; si ce n'est pas fait, on y arrive en imprimant à l'instrument des secousses énergiques de haut en bas. On enduit légèrement de vaseline stérilisée l'extrémité du thermomètre qui contient le réservoir à mercure et on l'introduit doucement dans l'Anus où on le maintient 5 minutes. On lit le degré obtenu en retirant le thermomètre, puis on l'essuie avec un peu d'ouate hydrophile, on le lave ensuite avec un autre tampon d'ouate imbibé d'*Alcool camphré* pour le stériliser, et on fait descendre la colonne mercurielle.

La garde-malade doit noter tous les symptômes particuliers que présente le malade dans le cours de la journée ; elle doit examiner ses selles, recueillir ses urines, etc., et tenir le médecin, ou la personne qui dirige le traitement, au courant de toutes ces particularités.

Dans beaucoup de maladies graves, il est nécessaire de pro-céder chaque jour, ou au plus tous les deux jours, à l'examen médical approfondi du malade, car il peut se produire des complications pulmonaires (Rougeole, Coqueluche, Fièvre typhoïde, etc.), cardiaques (Fièvre typhoïde, Scarlatine, Rhuma-tisme articulaire aigu, etc.), rénales (Scarlatine, Fièvre typhoïde, etc.) ; on auscultera donc minutieusement les poumons, le cœur, on analysera les urines, etc.

Enfin, l'alimentation du malade doit être toujours atten-tivement surveillée ; l'alimentation solide donnée intempes-tivement au cours de certaines maladies (Fièvre typhoïde, Appendicite) peut amener de véritables catastrophes, des perforations intestinales. En général, la nourriture du malade doit être en grande partie composée d'aliments liquides (lait, bouillon de légumes, bouillon de viande bien dégraissé) et, si elle peut être plus substantielle, d'aliments de digestion très facile : de potages légers à la farine *Athlos* (voir p. 111), de *Athleta* (voir p. 111), œufs, crèmes, purées de légumes, compotes de fruits, etc.

Maladies infectieuses

> *La mort est à Dieu, la vie est à nous ; à chacun son œuvre ; ne nous occupons que de la nôtre, qui est de vivre en bonne santé, afin d'être utile aux autres.*
>
> F.-V. RASPAIL.

Nous commencerons l'étude des maladies par le grand groupe des maladies infectieuses dont RASPAIL a eu la gloire impérissable de pénétrer les causes véritables, qui étaient restées insoupçonnées jusqu'à lui.

Ces maladies, souvent si disparates en apparence, ont un lien commun : elles sont toutes causées par un microbe pathogène connu ou encore inconnu, ou par un organisme animal microscopique. Nous ne grouperons ici que les maladies infectieuses qui ne rentrent pas dans le cadre des autres chapitres que nous décrirons successivement. Le Coryza, les Angines, les Bronchites, l'Appendicite, la Blennorrhagie, la Syphilis, etc., qui sont de véritables maladies infectieuses, seront décrites respectivement dans les maladies de l'appareil respiratoire, du tube digestif, des organes génitaux, etc. Ce chapitre sera donc consacré aux fièvres éruptives (*Rougeole, Scarlatine, Varicelle, Vaccine* et *Variole*), aux grandes maladies épidémiques : *Coqueluche, Oreillons, Grippe, Fièvres typhoïdes*, enfin au *Rhumatisme articulaire aigu*.

ROUGEOLE

CAUSES. — L'agent infectieux de la Rougeole est encore inconnu. La maladie est très contagieuse et épidémique. La contagion ne se fait pas, comme on l'a cru longtemps, pendant la période terminale, mais au contraire au début de la maladie par les sécrétions catarrhales des muqueuses de la gorge et du nez, avant l'apparition de l'éruption caractéristique.

SYMPTOMES. — Après une incubation de 8 à 10 jours, la maladie se manifeste par une inflammation très marquée des muqueuses oculaire, nasale et laryngée ; les yeux sont larmoyants, la lumière leur fait mal ; il y a du coryza, de la laryngite, une bronchite légère. La température monte à 39° ou 40°. 3 ou 4 jours après, quelquefois plus tôt, l'éruption caractéristique débute par la figure, puis se propage, en 2 jours, au corps et aux jambes ; elle est formée de petites macules rosées, arrondies, douces au toucher, qui sont en général assez distantes les unes des autres, mais qui peuvent se réunir en plaques. La température, qui avait légèrement baissé avant l'éruption, remonte quand celle-ci apparaît et s'abaisse à nouveau progressivement à mesure qu'elle s'efface, ce qui demande 3 à 5 jours. Vers le huitième jour, il se produit une desquamation farineuse, *furfuracée*, de la peau. La maladie est terminée en 15 jours.

COMPLICATION REDOUTABLE. — **Bronchite capillaire** ou **Broncho-pneumonie** (voir p. 49).

TRAITEMENT. — Tenir le malade au lit; le maintenir dans un grand état de propreté et ne pas craindre de le changer de linge au cours de la maladie (voir p. 28), en ayant grand soin de chauffer préalablement le linge propre. Laver les yeux trois fois par jour avec du coton trempé dans une décoction chaude de *Camomille* (voir p. 121) ou mieux d'*Eau quadruple* (voir p. 118); instiller trois fois par jour quelques gouttes d'*Huile camphrée* (voir p. 114) dans chaque narine ; brosser les dents trois fois par jour et faire gargariser l'enfant (voir p. 60), s'il est assez âgé pour le faire, avec de l'eau salée bouillie chaude ou mieux avec un comprimé d'*Anginex* (voir p. 109), délayé dans un verre d'eau bouillie chaude. Combattre la fièvre par des compresses d'*Eau sédative* (voir p. 115) sur la tête et autour des poignets ; purgatif au *Calomel* (voir p. 118). Combattre l'infection en donnant 3 fois par jour de la *Pyranine* (voir p. 120). Pendant les premiers jours, boissons chaudes abondantes (*Bourrache*, voir p. 121, et lait), pour favoriser la sécrétion urinaire et la transpiration, qui facilite l'éruption ; puis quand la fièvre est un peu tombée, alimentation purement liquide (lait, bouillon de légumes, bouillon de bœuf bien dégraissé). Jusqu'à la disparition de l'éruption, ausculter le malade chaque jour et instituer aussitôt que possible le traitement des complications bronchiques (voir *Bronchite capillaire* et *Broncho-pneumonie*, p. 49), si elles apparaissent.

SCARLATINE

CAUSES. — Maladie contagieuse, épidémique, dont l'agent infectieux est encore inconnu. Comme la Rougeole, la **Scarlatine** se transmet par la salive et les sécrétions pharyngées au début de la maladie.

SYMPTOMES. — Incubation courte, 1 à 4 jours, rarement plus. Débute par des frissons, par une brusque élévation de température (40°) avec pouls rapide, céphalalgie, nausées, vomissements, déglutition douloureuse de la salive, causée par une angine caractéristique ; la muqueuse du pharynx, le voile du palais sont colorés en rouge intense, un peu violacé. En même temps, ou le lendemain, apparaît l'éruption, qui débute par le thorax, puis gagne le ventre et les membres ; elle est formée par un pointillé rouge vif, formant souvent de larges plaques confluentes rouges parsemées de points plus foncés. La langue est desquamée et rouge framboisé. Il y a de l'agitation, de l'insomnie, même du délire ; les urines sont rares, quelquefois albumineuses, aussi doit-on surveiller attentivement l'apparition possible de l'Albumine dans l'urine en faisant un examen quotidien de celle-ci (voir p. 78). L'éruption dure au plus 4 à 5 jours, souvent beaucoup moins ; quand elle disparaît, la température baisse. Après la disparition de l'éruption la peau commence à desquamer ; aux pieds et aux mains, la peau mortifiée s'enlève par larges lambeaux.

COMPLICATIONS. — La *Néphrite* survient surtout à la période terminale pendant la desquamation (surveiller la présence possible de l'Albumine dans l'urine encore à cette période). *Rhumatisme scarlatin*, *Endocardites*, plus rares.

TRAITEMENT. — Eviter tout refroidissement au malade ; le tenir au lit pendant 3 semaines dans une pièce chauffée à 18°.

Comme pour la Rougeole, maintenir la propreté rigoureuse des draps et du linge de corps, en les renouvelant après les avoir chauffés préalablement (voir p. 28). 3 gouttes d'*huile camphrée* (voir p. 114) 3 fois par jour dans chaque narine, gargarismes de la bouche et de la gorge plusieurs fois par jour avec de l'eau salée bouillie chaude, ou mieux avec un comprimé d'*Anginex* (voir p. 109) dissous dans un verre d'eau bouillie chaude. Brossage des dents trois fois par jour (voir p. 60). Régime lacté absolu pendant 3 semaines (le refroidissement et l'alimentation intempestive sont les deux grandes causes de la Néphrite) ; les 3 semaines suivantes, régime végétarien très peu salé. Boissons abondantes chaudes, *Bourrache* (voir. p. 121) et lait, au début, pour favoriser l'émission des urines et l'apparition de l'éruption. Combattre la fièvre par des compresses d'*Eau sédative* (voir p. 115) sur la tête et autour des poignets et par des lotions sur tout le corps répétées plusieurs fois par jour. Trois fois par jour *Pyranine* (voir p. 120). Surveiller la Constipation (voir p. 71).

VARICELLE

CAUSES. — Maladie contagieuse, épidémique, bénigne, dont l'agent causal est encore inconnu.

SYMPTOMES. — Après une incubation de 10 à 15 jours, la maladie débute par une fièvre très légère ; puis apparaissent de petites taches rouges, arrondies, disséminées sur la figure et le corps; elles se transforment rapidement en vésico-pustules contenant d'abord une gouttelette de liquide séreux, qui ne tarde pas à devenir louche ; elles provoquent des démangeaisons. Ces pustules se dessèchent en 3 ou 4 jours en formant une croûte brunâtre ; mais il se produit deux ou trois éruptions successives, de sorte que l'on voit toujours à côté de vésicules désséchées, des vésico-pustules en évolution. Il faut empêcher les enfants d'écorcher les croûtes de la figure, car ils risquent de déterminer ainsi de petites cicatrices indélébiles.

TRAITEMENT. — Maladie très bénigne ; maintenir l'enfant au lit ou à la chambre pendant toute la durée de l'éruption, lui donner un purgatif léger *(Huile de Ricin)*. (Voir p. 128.)

VACCINE. — VARIOLE

Vaccine. — La **Vaccine** et la **Variole** sont deux affections différentes, dont la cause est encore ignorée ; elles ont cependant une relation étroite entre elles puisque l'inoculation de la Vaccine préserve de la Variole. La Vaccine est une maladie spéciale aux Bovidés (Cow-pox) qui a été utilisée chez l'homme, depuis Jenner, pour vacciner préventivement contre la Variole ou au moins pour atténuer considérablement la gravité de cette redoutable maladie, qui a presque entièrement disparu depuis que la vaccination est devenue obligatoire. On a longuement discuté, au cours du XIXᵉ siècle, au sujet de l'efficacité de ce traitement préventif ; depuis longtemps les admirables résultats qu'a donnés la vaccination ont fait tomber toutes les objections; RASPAIL a du reste toujours été un fervent partisan de cette médication préventive, contrairement à ce que l'on croit bien souvent. Je ne saurais en trouver une meilleure preuve que la lettre suivante, qu'il adressait sur ce sujet à mon père, le 19 juillet 1861.

« La vaccination a fait ses preuves par soixante ans d'expériences acquises, et sur des millions d'individus qui se portent bien, une trentaine d'exceptions ne feraient que confirmer la règle, alors même qu'elles auraient tous les caractères de tout autant d'exceptions. J'ai été vacciné, vous l'avez été; autour de vous, vous ne voyez que des vaccinés qui se portent à merveille ; et c'est contre tant d'évidences que vous admettez les allégations illogiques d'un Chevallier.

« Sans doute, à l'aide de la nouvelle médication, la Variole est inoffensive, mais elle n'en est pas moins possible et fort commune. Pourquoi préférer guérir que s'en préserver? Croyez-moi, vous manquez à votre devoir de père en ne faisant pas vacciner Francine au plus tôt... »

Et dans tous les manuels qui ont paru de 1845 à 1878, année de sa mort, c'est-à-dire dans les seuls qui reflètent intégralement la pensée du Maître, F.-V. RASPAIL n'a jamais cessé de préconiser la vaccination.

Il n'y a donc pas à hésiter à faire vacciner ses enfants et à les faire revacciner toujours en temps utile.

Variole. — Se contracte à tout âge quand on n'est pas vacciné ; la contagion se fait surtout pendant la période de suppuration et de dessiccation.

SYMPTOMES. — Après une incubation de 15 à 20 jours, la maladie s'annonce par de violents frissons et une température élevée (40°), par de la céphalalgie, de la courbature, des douleurs lombaires atroces (Rachialgie), par des nausées et des vomissements. L'éruption apparaît 3 ou 4 jours après, quelquefois elle est précédée par un érythème diffus. L'éruption débute par la figure, puis elle gagne le corps et les membres. Elle est formée d'abord par des taches rouges légèrement surélevées qui, en 2 ou 3 jours, se transforment en vésicules déprimées à leur centre, remplies d'un liquide purulent, et qui reposent sur la peau tuméfiée. Les papules se développent également sur les muqueuses de la bouche, du pharynx et du larynx, ce qui détermine une salivation abondante, rend la déglutition douloureuse, et provoque de la raucité de la voix et de la toux. Le délire est fréquent, l'état général très mauvais. Les vésicules commencent à suppurer vers le quinzième jour ; à ce moment, tous les symptômes s'aggravent, la température remonte, la difficulté d'avaler (dysphagie) et la salivation sont intenses, l'enflure de la face est énorme ; après 8 jours, la suppuration tend à diminuer, les pustules s'affaissent, elles se dessèchent, les croûtes tombent un peu plus tard en laissant quelquefois des marques indélébiles.

TRAITEMENT. — Le malade doit être maintenu au lit, et au régime lacté ; gouttes d'Huile camphrée (voir p. 114) trois fois par jour dans le nez, lavages fréquents des yeux à l'Eau boriquée tiède ou mieux à l'*Eau quadruple* (voir p. 118) ; gargarismes très fréquents de la bouche avec de l'*Anginex* (voir p. 109), soutenir les forces du malade avec des grogs au rhum, du champagne. Pour éviter les cicatrices de la figure, ouvrir chaque vésicule à mesure qu'elle se forme, la toucher avec un petit tampon d'ouate humecté d'*Alcool camphré* (voir p. 114), maintenir constamment sur la figure une couche de *Pommade camphrée* (voir p. 115) que l'on recouvre d'une épaisseur de gaze stérilisée ; à l'intérieur *Pyramine* trois fois par jour (voir p. 120).

OREILLONS

CAUSES. — L'agent infectieux de cette maladie contagieuse est encore inconnu. La maladie frappe surtout les enfants et les jeunes gens entre 5 et 20 ans, et particulièrement les écoliers et les soldats, chez qui la vie en commun facilite la contagion.

SYMPTOMES. — Après une incubation de 15 à 20 jours, la maladie débute par de la céphalée, de la fièvre (38° 5 à 39° 5) et une douleur très vive qui siège en avant de l'oreille ; elle précède le gonflement considérable de la glande parotide qui siège à ce niveau ; ce gonflement parotidien, d'abord unilatéral, gagne rapidement le côté opposé, ce qui élargit la figure et lui donne une forme en poire caractéristique. Quelquefois la tuméfaction envahit aussi les glandes sous-maxillaires ; le malade est abattu. A partir du cinquième jour, la fièvre diminue. Généralement la tuméfaction dure environ 8 jours ; quand elle est à son déclin, si on observe chez l'adolescent une recrudescence de la température, il faut toujours redouter l'apparition d'une *Orchite* (voir p. 74).

TRAITEMENT. — Les premiers jours, maintenir le malade à la chambre, gargarismes fréquents avec un comprimé d'*Anginex* (voir p. 109) délayé dans de l'Eau bouillie chaude. Compresses d'*Eau sédative* (voir p. 115) contre la fièvre. Quatre comprimés par jour de *Tivanyl* (voir p. 133) pour combattre la douleur. Maintenir une légère couche de *Pommade camphrée* (voir p. 115) sur les parties enflées de la figure

COQUELUCHE

CAUSES. — Maladie infectieuse, contagieuse, épidémique, dont la cause est encore inconnue.

SYMPTOMES. — Après une incubation de 8 jours environ, débute par une légère trachéo-bronchite avec voix rauque, toux, accompagnée ou non de *Coryza* (voir p. 46). L'enfant devient triste, maussade, il a une légère poussée de fièvre vespérale. La toux ne tarde pas à être plus grasse comme dans la bronchite simple (voir p. 49) ; et, au bout de plusieurs jours, les quintes caractéristiques apparaissent. Pendant l'accès, les secousses de toux, très rapprochées, empêchent l'enfant de reprendre sa respiration ; sa figure devient rouge, cyanosée, il commence à asphyxier, puis il parvient à faire une longue inspiration sifflante, qui a un son caractéristique, aussitôt suivie d'une nouvelle quinte de toux ; cela se renouvelle trois ou quatre fois jusqu'à ce qu'il rejette d'abondantes mucosités filantes, qui mettent fin à l'accès. Ces quintes se répètent plusieurs fois dans la journée, elles sont généralement plus fréquentes pendant la nuit, et souvent elles provoquent des vomissements alimentaires, qui empêchent l'enfant de garder la moindre nourriture. La fièvre est toujours modérée (38° 5). Les quintes commencent à s'espacer et à perdre leur caractère particulier au bout de 4 à 6 semaines.

TRAITEMENT. — Il n'y a pas de traitement spécifique : se borner à calmer les quintes dans la mesure du possible en donnant, quatre fois par 24 heures, une dose appropriée de *Zinzine* (voir p. 137). Il est bon de changer l'enfant d'air quand la maladie est à son déclin.

GRIPPE — INFLUENZA

CAUSES. — La Grippe est connue depuis des siècles : dans un de ses premiers ouvrages de médecine (1), F.-V. RASPAIL indiquait déjà un traitement de la *Grippe* ou *Influenza*. On avait presque oublié les épidémies antérieures quand l'effroyable épidémie de 1889-1890 vint de nouveau ravager l'Europe, une nouvelle atteinte aussi meurtrière s'est produite en 1918-1919. Malgré toutes les recherches, la cause animée qui détermine la Grippe est encore inconnue, car il n'est pas prouvé qu'elle soit due au bacille de Pfeiffer.

SYMPTOMES. — Cette maladie infectieuse épidémique sévit de préférence au printemps et à l'automne, pendant les saisons humides avec changements brusques de température.

----

(1) F.-V. RASPAIL, Cigarettes de camphre, camphatières hygiéniques et eau sédative, 1842, p. 17.

Elle apparaît brusquement : elle débute par des frissons, bientôt suivis par une sensation de chaleur ; le malade ressent des douleurs musculaires, rhumatoïdes, qui parcourent le corps et les membres : il éprouve une courbature générale, une sensation de brisement, des maux de tête plus ou moins violents. Ses traits sont tirés, anxieux, comme ratatinés ; ce *faciès grippé* a fait donner le nom caractéristique à la maladie. La température toujours élevée dépasse rarement 40°.

L'appareil respiratoire est enflammé ; cette inflammation commence par le nez, par un Coryza, puis gagne la gorge et enfin les bronches ; la toux d'abord sèche ne tarde pas à devenir grasse. La langue est recouverte par un léger enduit opalin qui lui donne un aspect porcelainé caractéristique, ou elle est franchement saburrale ; les amygdales sont rouges, gonflées ; l'appétit est nul ; la constipation est habituelle ; les urines sont rares, foncées, elles contiennent de l'Urobiline ce qui montre que le foie est touché. Il y a quelquefois de l'agitation, rarement du délire.

COMPLICATIONS. — La grippe, provoquant une dépression générale de l'organisme et affaiblissant toutes ses défenses, produit des complications souvent très redoutables ; les plus fréquentes sont les complications pulmonaires : *Bronchite capillaire, Broncho-pneumonie* à forme irrégulière (voir p. 49).

La convalescence de la grippe est traînante. Le malade demeure longtemps faible, déprimé, sans appétit, il ne se rétablit que lentement.

Les rechutes sont fréquentes.

TRAITEMENT. — Jusqu'ici toutes les tentatives de traitement spécifique étaient demeurées infructueuses. Il n'en est plus de même depuis que nous avons préparé et étudié la *Pyranine* (voir p. 120) dans nos laboratoires. Aussitôt que l'on se sent pris, rester à la chambre et au chaud (presque toutes les complications sont la conséquence d'imprudences). Prendre trois fois par jour de la *Pyranine* pour combattre l'infection générale ; prendre également dans la matinée et la soirée du *Tivanyl* (voir p. 133) pour combattre les symptômes nerveux douloureux (Céphalalgie, douleurs rhumatoïdes, asthénie, courbature). Compresses d'*Eau sédative* (voir p. 115) contre la fièvre. Alimentation liquide légère et abondante (bourrache, lait, bouillon bien dégraissé) ; si la quantité d'urine devient insuffisante, tisanes diurétiques (voir. p. 120).

FIÈVRE TYPHOÏDE — FIÈVRE MUQUEUSE
FIÈVRES PARATYPHOÏDES

CAUSES. — La Fièvre Typhoïde est déterminée par un microbe spécial, le bacille d'Eberth, qui est très voisin du Bactérium coli, hôte habituel de notre intestin. La transmission des épidémies de *Fièvre Typhoïde* peut se faire par les eaux contaminées ; mais ce qui prouve que la contamination par l'eau n'est pas suffisante à provoquer la maladie, c'est que, quand les milliers d'habitants d'une grande ville boivent de cette eau contaminée, il y a seulement quelques dizaines d'entre eux qui contractent la maladie. Il faut donc faire entrer en ligne de compte, d'autres causes de transmission dont la principale est la présence de Vers intestinaux (Trichocéphales, Oxyures), dans l'intestin (1) ; le surmenage prédispose également aux atteintes de la maladie. La *Fièvre muqueuse*, les *Fièvres paratyphoïdes* sont des variétés, en général plus bénignes, de Fièvre Typhoïde.

SYMPTOMES. — S'annonce par de la lassitude, de la courbature, de l'anorexie, de la somnolence, des épistaxis (voir p. 47), de la céphalée, qui augmente progressivement ainsi que la fièvre, qui est en général plus élevée chaque jour d'un demi degré avec légère rémission matinale, elle atteint 40° en une semaine ; la diarrhée appara't, elle est séreuse, jaunâtre, fétide; l'abdomen est douloureux, ballonné ; vers le huitième jour apparaissent quelques taches rosées, lenticulaires sur le ventre. Par la percussion, on reconnaît que la rate est volumineuse. Quand le malade est arrivé à la période d'état, sa température oscille entre 40 et 41°, il reste prostré dans son lit, inconscient de ce qui se passe autour de lui ; souvent, il délire ; ses urines sont rares, albumineuses ; sa langue est sèche, rôtie, couverte, ainsi que les dents, d'un enduit fuligineux. Entre la troisième et la quatrième semaine. les symptômes s'améliorent généralement, s'il n'est pas survenu de complications : la température décroît lentement en gradins comme elle est montée, tous les symptômes s'amendent progressivement. La convalescence est longue, elle laisse le malade très anémié, très faible ; souvent, il y a des recrudescences fébriles.

COMPLICATIONS. — *Hémorragie intestinale, Perforation intestinale.*

TRAITEMENT. — Maintenir le malade rigoureusement au lit ; ne pas le quitter un instant. Maintenir une tranquillité absolue autour de lui, aucune visite. Nettoyer attentivement la langue et les dents en raclant l'enduit qui les recouvre. *Huile camphrée* (voir p. 114) trois fois par jour dans chaque narine ; avoir soin de faire changer souvent de position au malade, qu'il repose tantôt sur le dos, tantôt sur l'un ou l'autre côté, afin d'éviter les escharres fessières (voir p. 28).

L'alimentation sera exclusivement liquide ; elle se composera surtout de lait sucré, aromatisé ou non par un peu de café, de cacao, de rhum, de kirsch, pour éviter le dégoût ; on pourra aussi donner du bouillon de légumes, un jaune d'œuf battu dans

---

(1) Voir Dr Jullien RASPAIL, **Le rôle pathogène des vers intestinaux**, 1906.

du lait, et même quelques soupes très claires aux farines de céréales (Orge, Avoine, Riz) ou mieux à la farine *Athlos* (voir p. 111), à base de lait ou de bouillon de légumes; *ne jamais donner le moindre aliment solide*, qui peut déterminer une perforation intestinale. La base du traitement consiste à donner toutes les 3 heures des bains tièdes à 35 ou 36°, tant que la température dépasse 38°5. Si l'on ne peut donner des bains, faire toutes les 2 ou 3 heures une lotion sur tout le corps à l'*Eau sédative* (voir p. 115) ; profiter de ce que le malade est dans le bain pour le faire boire ou pour lui faire prendre un peu de la nourriture liquide indiquée plus haut. Laisser le malade 15 à 20 minutes dans le bain, en l'en sortant, le rouler dans une couverture de laine avec une boule d'eau chaude aux pieds. L'eau du bain peut servir plusieurs fois de suite, si l'on a soin de faire uriner le malade avant de l'y plonger, et s'il n'y fait aucune incongruité. Comme médication, tous les matins, un comprimé d'*Eol* (voir p. 118) *dissous* dans un peu d'eau, comme antiseptique intestinal, et trois fois par jour deux comprimés de *Pyranine* (voir p. 120) également *dissous* dans un peu de liquide. Contre la céphalée et la fièvre, compresses d'*Eau sédative* (voir p. 115) constamment appliquées sur la tête et autour des poignets. Surveiller le cœur et le soutenir, s'il faiblit, par des injections hypodermiques d'*huile camphrée* stérilisée (voir p. 114). Tous les matins, un lavement d'eau salée bouillie tiède, d'un demi-litre à un litre pour dégager l'intestin. S'il se produit une hémorragie intestinale, interrompre les lavements, les bains tièdes ; appliquer une grande vessie de glace sur le ventre, en plaçant toujours une épaisseur de flanelle entre la peau et la vessie.

RHUMATISME ARTICULAIRE AIGU

CAUSES. — Maladie infectieuse non contagieuse, dont la cause est inconnue ; elle est provoquée par le froid, et surtout par le froid humide.

SYMPTOMES. — Commence habituellement par une Angine suivie de température (39°) et de douleurs articulaires — les premières articulations généralement atteintes sont les chevilles et les genoux. L'articulation malade est chaude, augmentée de volume, douloureuse spontanément et envahie par une rougeur diffuse. Généralement, plusieurs articulations sont prises successivement par le mal. Le pouls est rapide ; le malade a des sueurs abondantes acides, à odeur aigrelette ; ses urines sont foncées et chargées en urates. Surveiller toujours le cœur et l'ausculter chaque jour, car il peut être le siège d'une endocardite, complication grave.

TRAITEMENT. — Le médicament presque spécifique est le *Salicylate de soude* (voir p. 132) ; on en donnera 6 cachets de x gramme de 2 en 2 heures avec une tasse de tisane ou de lait chaque fois. Les articulations malades seront enduites d'une couche de *Salicylate* de *méthyle*, puis on recouvre d'une couche d'ouate et on bande. Quand les douleurs articulaires s'amendent, remplacer le Salicylate par des comprimés de *Nicardine* (voir p. 126)

Maladies au système nerveux

Les maladies du système nerveux sont très nombreuses, la plupart sont assez peu fréquentes ; je me bornerai ici à décrire les plus communes d'entre elles : les *Convulsions des enfants*, la *Migraine*, la *Syncope*, l'*Attaque d'Apoplexie*, appelée aussi *Congestion cérébrale*, qui est le résultat d'une *Hémorragie cérébrale* et qui aboutit souvent à l'*Hémiplégie*.

CONVULSIONS DES ENFANTS

CAUSES. — Les **Convulsions** se produisent toujours chez de jeunes enfants ; elles surviennent de préférence chez des petits malades prédisposés héréditairement par les tares nerveuses ou autres, léguées par les parents.

Les convulsions peuvent être produites par des causes très diverses : Accidents de la dentition (voir p. 25), Vers intestinaux (voir p. 96), irritation gastro-intestinale (Indigestion, Constipation, etc.) ; elles annoncent quelquefois ou sont consécutives à certaines maladies infectieuses (Rougeole, Scarlatine, etc.) ; dans ce cas, elles sont la conséquence d'une intoxication de certains centres nerveux, produite par quelque toxine microbienne ; elles peuvent encore être la conséquence d'une émotion violente, d'une frayeur ; enfin, elles sont souvent un symptôme de la Méningite tuberculeuse.

SYMPTOMES. — Brusquement, le regard de l'enfant devient fixe, sa physionomie marque l'effroi ; la figure se congestionne, devient violacée ; la tête se renverse en arrière ; puis les yeux se révulsent et se mettent à rouler dans l'orbite, la face devient pâle, ses muscles sont animés de contractions qui donnent à la figure un aspect grimaçant, souvent terrifiant ; en même temps, le corps se raidit, les membres sont animés de contractions plus ou moins rythmées qui les font se plier et se détendre alternativement ; l'enfant n'a aucune conscience de ce qui se passe autour de lui ; son corps est couvert de sueur ; sa respiration est bruyante ; dans certains cas, les mouvements spasmodiques sont limités à un côté du corps ou à un seul membre. L'accès peut ne durer que quelques minutes ou se prolonger plusieurs heures ; dans ce cas, il y a généralement des périodes de rémission pendant lesquelles le petit malade demeure prostré, anéanti, inconscient.

TRAITEMENT. — Déshabiller aussitôt l'enfant, afin qu'il ne soit serré par aucun vêtement, le plonger dans un bain tiède, et de préférence, dans un *Bain sédatif* (voir p. 115). Lui maintenir sans cesse des compresses d'*Eau sédative* (voir p. 115) sur la tête et autour du cou, lui administrer un lavement avec de l'*Asa-fœtida* et du *Camphre* (voir p. 110) ; maintenir l'enfant dans le plus grand calme, écarter toutes les personnes qui ne sont pas indispensables pour le soigner ; le tenir dans une pièce plongée dans une demi-obscurité.

SYNCOPE — ÉVANOUISSEMENT

CAUSES. — La **Syncope** est un symptôme nerveux qui amène une suspension plus ou moins complète du sentiment, avec abolition de la connaissance, des mouvements musculaires et arrêt momentané apparent de la circulation et de la respiration.

SYMPTOMES. — La Syncope peut être précédée par un malaise avec sentiment d'anxiété, bourdonnements d'oreilles, vertiges, nausées ; souvent aussi, elle survient brusquement. Le visage pâlit, se couvre d'une sueur froide, les lèvres se décolorent, le malade vacille et tombe sans connaissance. La respiration semble s'arrêter, le pouls devient insensible.

TRAITEMENT. — Allonger le malade sur un lit ou même sur un tapis ; défaire tous les vêtements qui peuvent amener une constriction (col, corset, etc.) faire des lotions sur la tête, le cou, la poitrine, la région du corps à l'*Eau Sédative* (voir p. 115).

MIGRAINE

CAUSES. — La **Migraine** est un trouble nerveux passager, récidivant très fréquemment et survenant toujours chez des malades de tempérament arthritique. Les femmes y sont particulièrement prédisposées. La migraine est un symptôme d'une maladie générale dont la cause essentielle est encore mal connue ; mais il paraît évident que les crises migraineuses sont sous la dépendance de phénomènes d'auto-intoxication, qui vont impressionner certains centres nerveux. Le surmenage intellectuel, les veilles prolongées, les écarts de régime, certains troubles dyspeptiques, intestinaux ou menstruels, peuvent provoquer l'apparition des accès.

SYMPTOMES. — L'accès migraineux est quelquefois précédé pendant un ou plusieurs jours par une sensation de fatigue, de malaise indéfinissable, avec perte d'appétit et même état nauséeux. Il débute généralement au réveil ou dans la matinée ; la douleur occupe plus particulièrement, le front, la cavité orbitaire et la région de la tempe ; elle est souvent localisée à un seul côté de la tête (Hémicrânie). Le malade a la sensation d'avoir la tête serrée dans un étau, il a l'impression qu'elle pourrait éclater. La figure est pâle, les yeux sont injectés, les artères battent fortement. Le moindre contact augmente la douleur ; le bruit, la lumière vive produisent le même effet ; au contraire, l'obscurité, le silence et le calme l'engourdissent. Souvent le malade éprouve des nausées et des vomissements. Le malaise dure plusieurs heures, puis la céphalée se calme peu à peu, le sommeil vient et, le lendemain, il ne reste qu'une courbature générale.

TRAITEMENT DE L'ACCÈS. — Dès que le malade a la sensation que la migraine va se produire, il doit prendre deux comprimés de *Tivanyl* (voir p. 133) dans une tasse d'infusion chaude, et se mettre des compresses d'*Eau Sédative* (voir p. 115) sur la tête. S'il n'a pas encore mangé, il observera une diète relative, et restera autant que possible au calme, dans la solitude et à l'abri de la lumière vive.

Le traitement de la cause essentielle de cette maladie consiste à avoir une existence active, à vivre le plus possible au grand air, à faire de l'hydrothérapie, des exercices physiques ; hygiène alimentaire très sévère ; traiter les troubles dyspeptiques (voir *Dyspepsies* p. 65) et les troubles des organes génitaux, s'il y en a (*Métrites*, voir p. 80 ; *Prostatites* voir p. 75, etc.). En outre de ces règles hygiéniques, il convient de combattre la cause génératrice essentielle, c'est-à-dire l'auto-intoxication qui va impressionner certains centres nerveux et déclancher la crise. Le plus souvent, ces auto-intoxications sont d'origine intestinale ; il y a donc intérêt à examiner la flore microbienne de l'intestin du malade et à préparer ensuite un auto-vaccin. Ce traitement vaccinal, que j'emploie depuis un certain nombre d'années déjà à ma Polyclinique de la rue La Bruyère (voir p. 134) m'a donné des résultats presque toujours constants et certains.

HÉMORRAGIE CÉRÉBRALE
CONGESTION CÉRÉBRALE
ATTAQUE D'APOPLEXIE — HÉMIPLÉGIE

CAUSES — L'Hémorragie Cérébrale appelée vulgairement Congestion Cérébrale, qui aboutit souvent à l'Hémiplégie, c'est-à-dire à la paralysie de tout un côté du corps, est une maladie de l'âge mûr ; elle survient rarement avant la cinquantaine. Elle est déterminée par des lésions athéromateuses (voir p. 86) de certaines artères cérébrales, dont les parois deviennent très friables. Sous l'influence d'une augmentation passagère ou permanente de la pression sanguine, une de ces artères se rompt ; il se produit alors une Hémorragie plus ou moins abondante dans le cerveau ; le sang, extravasé au cours de cette hémorragie, comprime, puis détruit toute une portion de la substance cérébrale, qui cesse de fonctionner ;

ce qui amène la paralysie de tous les muscles dont les mouvements étaient commandés par cette partie de la masse cérébrale ; l'*Hémiplégie* est ainsi constituée.

L'Hémorragie cérébrale peut être la résultante du *Mal de Bright* (voir p. 79), de l'*Artério-Sclérose* (voir p. 86), de l'*Alcoolisme* ; mais le plus souvent, c'est la *Syphilis* (voir p. 75) qui en est la cause initiale.

SYMPTOMES. — La maladie débute généralement par une *Attaque d'Apoplexie* ; le malade éprouve quelques vertiges, un brouillard couvre sa vue, il chancelle, puis il tombe comme une masse, sans connaissance. Souvent aussi, la perte de connaissance n'est précédée par aucun malaise. Le malade frappé d'Apoplexie est sans connaissance, dans un état complet de résolution musculaire ; sa face est vultueuse, violacée, la respiration est bruyante, stertoreuse ; il est complètement insensible si on le pince ; ses globes oculaires révulsés sont insensibles à la lumière et même au toucher si on soulève les paupières, les pupilles sont généralement très contractées. La vessie, l'intestin sont presque toujours paralysés ; ce qui détermine de la rétention des urines ou des matières, ou, au contraire, de l'incontinence. Le malade peut succomber au bout de quelques heures ou de plusieurs jours sans avoir repris connaissance ; sinon il semble peu à peu sortir de ce *coma* ; les membres du côté *opposé* à celui de la lésion cérébrale demeurent entièrement paralysés ; si on les soulève, ils retombent brusquement, ceux de l'autre côté font preuve d'une certaine tonicité musculaire et retombent plus lentement. La figure devient asymétrique, les muscles du côté non paralysé se contractent, tandis que ceux de l'autre côté restent paralysés ; ce qui fait que la commissure labiale du côté sain est relevée, la bouche est attirée de ce côté ; puis, peu à peu, le malade commence à prendre conscience de ce qui se passe autour de lui ; mais, à la suite de cette attaque, il persiste souvent des troubles de la parole, de l'intelligence, une paralysie des membres de tout un côté, l'*Hémiplégie* est constituée. La paralysie est d'abord flasque, puis au bout de plusieurs mois, les membres paralysés deviennent contracturés.

TRAITEMENT. — Anciennement, au moment de l'Apoplexie, on saignait le malade. On a maintenant suivi complètement le conseil de RASPAIL qui condamnait cette pratique funeste ; on s'est en effet aperçu que si, sur le moment, la pression sanguine semblait diminuer sous l'influence de la saignée, elle s'exagérait à nouveau aussitôt après et que le remède contribuait à aggraver le mal.

Aussitôt que possible, faire prendre au malade le purgatif suivant :

        Eau-de-Vie allemande . . . .   30 grammes.
        Sirop de Nerprun   30   —

Ce Purgatif drastique, extrêmement énergique, produit une dérivation intestinale très forte. Inonder la tête du malade d'*Eau Sédative* (voir p. 115), appliquer avec précaution des sinapismes sur les mollets et sur les cuisses, en ayant soin de les changer très souvent de place ; si l'on n'a pas cette précaution, comme le malade est absolument insensible, on risque de produire des escarres redoutables et très longues à guérir.

Surveiller toujours la vessie ; s'il y a de la rétention d'urine, il faut faire sonder régulièrement le malade, par un médecin ou par une garde-malade exercée qui observera toutes les règles d'asepsie rigoureuse indispensables pour éviter l'infection de la vessie, la *Cystite*. (voir p. 77).

Maladies des veines

Nous ne pouvons décrire ici toutes les affections du Cœur et des Vaisseaux. Celles du Cœur et des Artères nécessitent, pour être comprises et diagnostiquées, des notions d'anatomie et de physiologie que nous ne pourrons donner que dans notre *Médecine des Familles ;* elles demandent souvent aussi à être suivies par un médecin. Nous nous bornerons donc à décrire des lésions très communes des Veines : les *Varices* et leurs complications : la *Phlébite ;* l'*Ulcère variqueux ;* les *Hémorroïdes* qui sont des Varices du Rectum.

VARICES — ULCÈRES VARIQUEUX
PHLÉBITE — EMBOLIE

CAUSES. — Les **Varices** sont une dilatation pathologique permanente des Veines. Cette modification se produit sous l'influence de deux causes combinées : 1º d'une altération dans la constitution des tissus de la Veine. Cette altération peut avoir pour cause l'arthritisme ou une intoxication chronique (Alcoolisme, Saturnisme, Toxine syphilitique, etc.) ; 2º une pression sanguine anormale, qui provoque la dilatation de ces tissus dont la tonicité est diminuée ; c'est pour cela que les Varices se rencontrent presque toujours au niveau du membre inférieur où la circulation veineuse est la plus pénible ; certaines professions prédisposent à la production des Varices en accroissant encore cette tendance à la stase veineuse, ce sont celles qui nécessitent une station debout longtemps prolongée (blanchisseuses, garçons de café, compositeurs d'imprimerie, etc.).

SYMPTOMES. — La Veine peut être simplement augmentée de volume et faire une saillie arrondie bleuâtre sous la peau ; le plus souvent, cette Veine dilatée décrit un trajet sinueux, parce que non seulement, elle se dilate, mais encore elle s'allonge ; enfin presque toujours, sur le trajet de la Veine malade, on trouve des renflements variqueux, qui forment souvent des paquets volumineux. Les membres atteints de Varices donnent au malade l'impression d'être lourds, pesants ; ils sont souvent le siège de sensations douloureuses plus ou moins vives, qui augmentent par la fatigue, par la station debout longtemps prolongée ; la cheville, l'extrémité inférieure du membre variqueux enflent souvent à la fin de la journée.

COMPLICATIONS. — Au nombre de trois : la *Rupture*, la *Phlébite*, l'*Ulcère variqueux*.

La *Rupture* d'une veine variqueuse cause une hémorragie qui, si elle se produit dans la profondeur, détermine un épanchement sanguin : si elle se fait au niveau d'un renflement variqueux superficiel, au niveau duquel la peau est amincie, l'ouverture peut se faire à l'extérieur et déterminer une perte de sang très abondante, quelquefois mortelle.

La *Phlébite* est une inflammation septique de la veine malade, qui est envahie par un caillot de sang ; la veine devient dure ; elle prend l'aspect d'un cordon rouge foncé, plus ou moins noueux, très sensible à la pression ; les tissus voisins sont œdématiés ; la partie inférieure du membre et le pied sont aussi envahis par un œdème blanc plus ou moins volumineux. La marche est presque impossible, et doit être soigneusement évitée.

L'*Ulcère Variqueux* est la conséquence de la mauvaise nutrition de la peau des membres atteints de Varices. A la longue, la partie malade est envahie par un œdème chronique dur, la peau est tendue, luisante, épaissie, elle présente des plaques de coloration rouge brun ; souvent il y a sur les régions malades des lésions eczémateuses sèches ou suintantes, rebelles ; le moindre traumatisme, le moindre choc, détermine une petite plaie qui n'a aucune tendance à la cicatrisation, et qui, au contraire, a une propension marquée à s'étendre, à creuser ; cette plaie a un aspect fongueux, sanieux, ses bords sont déchiquetés et décollés.

TRAITEMENT. — **Varices.** — Le Traitement palliatif consiste à faire, en se levant et en se couchant, une friction légère, toujours en montant du pied vers la cuisse, avec un filet d'*Alcool camphré* (voir p. 114), versé dans le creux de la main, et suivie d'une onction à la *Pommade camphrée* (voir p. 115) ; enrouler ensuite autour de la jambe une bande de crêpe de laine, ou, si les Varices sont très grosses, porter un bas en tissu élastique (voir *Appareils orthopédiques*, p. 110) ; prendre 15 jours par mois de l'*Iodure de Potassium* (voir p. 124) ; les 15 autres jours des pilules d'*Alliol* (voir p. 108). *Bains sédatifs* (voir p. 115) fréquents. Éviter, autant que possible, la station debout. Si les varices sont très volumineuses, si elles déterminent des douleurs intolérables, il faut recourir à l'ablation chirurgicale de la Veine malade. (Voir l'Horaire de notre Polyclinique, p. 138).

Phlébite. — Garder le lit, y maintenir le membre dans une immobilité complète ; car les mouvements de flexion et d'extension d'un membre atteint de Phlébite peuvent provoquer une *Embolie* souvent mortelle ; en effet, dans la Phlébite, la partie de la Veine malade est occupée par un caillot de sang coagulé ; si une parcelle de ce caillot se détache sous l'influence d'un mouvement brusque, cette embolie peut aller obstruer la lumière d'un vaisseau sanguin qui irrigue un territoire important de l'organisme; ce territoire, cessant d'être irrigué par le sang, s'arrête de fonctionner et amène la catastrophe. Appliquer sur la région malade des compresses humides recouvertes d'un pansement ouaté, légèrement compressif qui enveloppe tout le membre.

Ulcère Variqueux. — Repos au lit, maintenir le membre inférieur malade dans une position déclive telle que le pied soit plus élevé que la cuisse, afin de faciliter la circulation de retour. Faire sur les parties ulcérées de petits pansements humides avec de l'*Eau Quadruple* (voir p. 118), étendue de moitié d'eau bouillie, ces pansements ne doivent pas déborder sur les parties non ulcérées. Mettre sur les parties de l'épiderme qui entourent la plaie ulcéreuse, un peu de *Pommade Camphrée* (voir p. 115) ou de *Bétuline* (voir p. 112), avant de faire ce pansement. La cicatrisation est toujours très lente ; elle demande des semaines.

HÉMORROIDES

Causes. — Les **Hémorroïdes** sont des Varices des Veines hémorroïdales ; elles sont externes quand elles sont situées sur la marge de l'Anus et font saillie à l'extérieur ; quand elles sont situées sur la partie terminale du Rectum elles sont dites internes. Les Hémorroïdes sont causées par la constipation habituelle, par des troubles de la circulation porte (Congestion du foie, Cirrhoses, etc.) ; elles peuvent aussi survenir au cours de la grossesse pendant laquelle le volume considérable de l'Utérus produit des phénomènes de compression des Veines du petit bassin ; la vie sédentaire prédispose aussi à leur apparition.

Symptomes. — Les Hémorroïdes internes ne sont pas perceptibles à la vue; les Hémorroïdes externes sont des tumeurs sessiles situées au pourtour de l'Anus ; quand elles ne sont pas enflammées, elles ont un aspect plissé et une coloration grisâtre ; elles ne déterminent alors qu'une légère démangeaison : elles ont toujours tendance à s'enflammer sous l'influence irritative des matières stercorales durcies, qui provoquent de légères érosions à leur niveau ; ces érosions servent de porte d'entrée

aux microbes si nombreux dans cette région éminemment
septique ; il se produit alors une véritable Phlébite hémorroï-
dale ; la tumeur augmente considérablement de volume,
elle devient turgescente, de couleur rouge violacé, elle est
extrêmement douloureuse ; le passage des matières augmente
encore ces douleurs et souvent il détermine des hémorragies
plus ou moins abondantes. Les Hémorroïdes internes peuvent
devenir le siège de lésions inflammatoires identiques, les tumeurs
qu'elles forment ainsi sont quelquefois procidentes, c'est-à-dire
qu'elles font issue au dehors de l'Anus au moment de la défécation.

TRAITEMENT. — Palliatif : vie active, alimentation surtout
végétarienne, très peu de viande, pas de vin, pas d'alcools.
Eviter soigneusement la constipation (voir *Lianol* p. 125) ;
propreté méticuleuse de la région anale. Au moment d'une
poussée inflammatoire : bains de siège très chauds matin et
soir ; prendre au milieu des deux principaux repas deux
pilules de *Rectala*. Après le bain local, introduire un peu de
Baume *Rectala*, s'il s'agit d'hémorroïdes internes, ou enduire
la partie malade de Baume *Rectala*, s'il s'agit d'hémorroïdes
externes.

Si les hémorroïdes sont très volumineuses, si elles sont le
siège de poussées inflammatoires répétées, il faut les opérer
chirurgicalement (voir l'horaire de notre Clinique, p. 138).

Maladies
de l'appareil respiratoire

L'Appareil respiratoire se compose des Fosses nasales, du
Larynx, de la Trachée, des Bronches et des Poumons : ces derniers sont enveloppés par une membrane séreuse, la Plèvre.

Chaque segment de ce vaste appareil peut être le siège de
maladies spéciales.

Nez : Coryza, Epistaxis. — *Larynx* : Laryngite aiguë et
chronique, Laryngite striduleuse. — *Bronches* : Bronchites
aiguë et chronique, Broncho-Pneumonie. — *Poumons* : Pneumonie, Tuberculose pulmonaire. — *Plèvre* : Pleurésie.

CORYZA AIGU OU RHUME DE CERVEAU

CAUSES. — Le Coryza aigu, vulgairement appelé **Rhume
de cerveau**, est l'inflammation aiguë de la muqueuse nasale
produite par des microbes sous l'influence du froid et particulièrement par le froid aux pieds, par l'action de substances

irritantes (poussières ou gaz) ; on l'observe aussi au début de certaines maladies infectieuses (Rougeole, Grippe).

SYMPTOMES. — Débute par une période d'enchifrènement, par des éternuements, des picotements dans les Fosses nasales; la muqueuse nasale congestionnée, tuméfiée, oblige à respirer la bouche ouverte ; il y a de la céphalée, une sensation douloureuse à la racine du nez, une inaptitude au travail. Au bout de 1 à 2 jours, apparaît une sécrétion nasale abondante, d'abord muqueuse, claire, limpide, puis muco-purulente, jaunâtre et épaisse. Les yeux sont larmoyants ; l'audition est diminuée, les bourdonnements d'oreilles sont fréquents.

TRAITEMENT. — Renifler trois fois par jour quelques gouttes d'*Huile camphrée* (voir p. 114) par chaque narine ; prendre matin, midi et soir, en mangeant, 2 comprimés de *Pyranine* (voir p. 120) et, quand le Coryza est à la période de maturité, (secrétion muco-purulente) remplacer la *Pyranine* par l'*Abietyl* (voir p. 105).

ÉPISTAXIS — SAIGNEMENT DE NEZ

CAUSES. — L'**Épistaxis** est une hémorragie qui se produit à la surface interne des fosses nasales. Fréquente dans la seconde enfance, elle survient aussi au cours d'Anémies graves, de la Fièvre typhoïde, de la Rougeole, des Cirrhoses, d'une Insolation ; elle peut enfin se produire chez des artério-scléreux, des hypertendus, dans ce cas, elle est toujours de longue durée ; il faut alors la surveiller attentivement, mais ne pas chercher à l'arrêter trop précipitamment, car cette hémorragie bénigne évite souvent au malade une *Hémorragie cérébrale* (voir p. 41), etc.

SYMPTOMES. — Le sang coule goutte à goutte par une narine, il peut aussi descendre dans le pharynx lorsque le malade relève la tête. Si l'hémorragie est abondante et se prolonge pendant plusieurs heures, elle peut déterminer des tintements d'oreille, des vertiges et même une Syncope (voir p. 40).

TRAITEMENT. — Faire un tamponnement de la narine qui saigne en introduisant une mèche de gaze large de deux centimètres et trempée dans de l'*Eau oxygénée* (voir p. 117), bien tasser la gaze dans la cavité nasale ; la retirer au bout de 24 heures. Donner un bain de pieds avec de l'eau très chaude, fortement salée ; compresses d'*Eau sédative* (voir p. 115) sur le crâne.

LARYNGITES AIGUE ET CHRONIQUE

CAUSES. — La **Laryngite** aiguë est souvent provoquée par un séjour plus ou moins prolongé dans un courant d'air froid ; surtout fréquente au printemps et à l'automne par les temps humides ; se rencontre encore au cours de certaines maladies infectieuses (Grippe, Rougeole, etc.). La **Laryngite chronique** peut être consécutive à une mauvaise respiration nasale habituelle, qui force le malade à respirer par la bouche ; elle peut être la conséquence d'une consommation exagérée d'alcool ou de tabac, d'une profession obligeant à parler intensément (avocats, professeurs, etc) ou enfin, une complication de la Tuberculose pulmonaire.

SYMPTOMES. — Sensation de chaleur et de picotements dans la gorge, provoquant des accès de toux sèche, très pénible, non suivie d'expectoration, voix éraillée, voilée, pouvant aller jusqu'à l'aphonie complète, surtout le matin au réveil. Dans la Laryngite aiguë, les symptômes s'amendent au bout de quelques jours ; dans la forme chronique, ils sont persistants.

TRAITEMENT. — **Laryngites aiguës** : *Inhalations* répétées 3 ou 4 fois par jour avec un 1 /2 litre d'eau bouillante additionnée d'une cuillerée à café d'un mélange balsamique à base d'huiles essentielles (voir p. 123) ; compresses d'*Eau Sédative* (voir p. 115) appliquées matin et soir au devant du cou ; les remplacer par de simples compresses trempées dans de l'eau très chaude quand la peau devient sensible ; mutisme aussi complet que possible. **Laryngites chroniques** : supprimer les causes d'irritation (alcool, tabac, conversations prolongées) ; même traitement que précédemment ; en plus, traitement local approprié par un spécialiste compétent (voir p. 138, l'horaire de notre Polyclinique, 52, rue La Bruyère) suivant la cause de l'affection, qu'elle siège dans le nez ou dans la gorge.

LARYNGITE STRIDULEUSE OU FAUX CROUP

CAUSES. — Surtout fréquente chez les enfants entre 2 et 5 ans. Causée par un coryza ou une inflammation aiguë des voies aériennes supérieures ; quelquefois, signe annonciateur d'une fièvre éruptive (Rougeole, Scarlatine). Cette affection effraie beaucoup les parents, mais elle est ordinairement très bénigne.

SYMPTOMES. — L'enfant, qui a pris froid, présente déjà un peu d'enchifrènement et de toux, mais sans aucun caractère grave ; il s'est endormi tranquillement quand, au milieu de la nuit, il se réveille en sursaut, avec une grande agitation fébrile ; il a une toux rauque, très bruyante et très fréquente, la respiration haletante détermine un sifflement laryngien strident ; le visage est congestionné, son expression est anxieuse. Au bout de 1 heure ou plus, l'accès est terminé, l'enfant se calme peu à peu et se rendort. Souvent l'accès se renouvelle les nuits suivantes.

TRAITEMENT. — Compresses d'eau très chaude renouvelées sans cesse autour du cou, ou mieux d'Eau Sédative (voir p. 115).

Faire bouillir dans la pièce une casserole pleine d'eau, pour imprégner l'atmosphère d'humidité.

BRONCHITE AIGUE OU RHUME DE POITRINE
BRONCHITE CAPILLAIRE
BRONCHO-PNEUMONIE
BRONCHITES CHRONIQUES

CAUSES. — La **Bronchite aiguë**, vulgairement appelée *Rhume de poitrine*, est une inflammation microbienne de la muqueuse de la trachée et des grosses bronches, consécutive soit à un *Coryza* (voir p. 46), soit à un refroidissement, soit enfin à l'inhalation de vapeurs irritantes. Elle est surtout fréquente dans les saisons humides (automne, printemps). Les malades qui ont des rhumes de poitrine à répétition, qui s'enrhument très facilement, ceux qui ont des bronchites qui traînent pendant de longues semaines, doivent toujours consulter un médecin qui leur inspire confiance, car cette fragilité anormale des bronches est souvent l'indice d'une tuberculose pulmonaire commençante (voir l'horaire de notre Clinique de la rue La Bruyère, p. 138). La **Bronchite capillaire** apparaît quand l'inflammation gagne les fines ramifications terminales des bronches ; elle est généralement une complication très grave d'une maladie infectieuse (Grippe, Rougeole, Coqueluche), et elle est particulièrement fréquente chez l'enfant et le vieillard. La **Broncho-pneumonie** est une bronchite capillaire dont le processus infectieux a gagné le tissu pulmonaire ; elle se rencontre surtout dans la Rougeole, la Coqueluche, la Grippe. La **Bronchite chronique** se trouve surtout chez les cardiaques, les brightiques, les emphysémateux, les arthritiques ; elle est très souvent aussi une forme de Tuberculose pulmonaire.

SYMPTOMES. — **Bronchite aiguë** : souvent précédée par un Coryza (voir p. 46) ou par une Laryngite aiguë (voir p. 47) ; sensation de chaleur et de sécheresse douloureuse en arrière du sternum ; quintes fréquentes de toux sèche, douloureuses, non suivies d'expectoration ; fièvre légère ; courbature générale ; langue chargée ; diminution de l'appétit, souvent constipation ; au bout de 4 à 5 jours, la toux devient humide, elle s'accompagne de crachats muqueux ; puis elle devient franchement grasse, avec crachats purulents jaune-verdâtre. A ce moment, on perçoit à l'auscultation des râles humides, des sifflements dans toute la hauteur des poumons.

Bronchite capillaire. — Se déclare brutalement en 3 à 6 heures au cours des maladies ci-dessus désignées ; l'oppression, la dyspnée devient extrême ; on compte 60 à 80 respirations par minute ; l'enfant est assis sur son lit, inquiet, le visage pâle, les lèvres cyanosées, les ailes du nez dilatées et battantes,

les épaules soulevées à chaque inspiration par l'effort que fait
le malade pour tenter de faire pénétrer de l'air dans l'appareil
respiratoire et pour éviter d'asphyxier ; pouls très rapide
(150 à 160 pulsations) ; température élevée (40°), toux violente,
quinteuse. A la percussion, sonorité normale; à l'auscultation,
on entend un mélange de gros râles humides et de râles
sous-crépitants fins, auxquels on a donné le nom de *bruit de
tempête*.

Broncho-Pneumonie. — Mêmes symptômes fonctionnels
que précédemment. Mais les signes physiques sont différents ;
pas de bruit de tempête, mais des foyers de râles sous-crépitants, secs, qui font bientôt place à un souffle plus ou moins
rude. Ces foyers peuvent se déplacer.

Bronchite chronique. — Toux quinteuse, pénible, provoquant souvent de la congestion de la face. Expectoration
abondante, muco-purulente, souvent visqueuse abondante. A
l'auscultation, inspiration humée, expiration prolongée, caractéristique de l'Emphysème, râles humides disséminés dans toute
la hauteur des poumons.

TRAITEMENT. — **Bronchite aiguë :** appliquer 2 à 3 fois
par jour sur la poitrine et sur le dos de larges *Cataplasmes
arrosés d'Eau sédative* (voir p. 116) ; tant que la toux est quinteuse et sèche, prendre 3 fois par jour de la *Zinéine* (voir p. 137),
les alterner avec 6 comprimés par jour de *Pyranine* (voir p. 120),
quand la toux devient grasse et l'expectoration abondante,
remplacer la *Zinéine* par l'*Abiétyl* (voir p. 105).

Bronchite capillaire et **Broncho-Pneumonie.** — Cette
complication redoutable doit être traitée très énergiquement.
Appliquer 4 fois par jour des *Cataplasmes arrosés d'Eau sédative*
(voir p. 116), donner toutes les 3 heures, le jour, un bain à 37°
ou mieux un bain sinapisé tant que la température du malade
remonte à 39° ; y laisser le malade 20 à 25 minutes ; en le sortant,
le rouler dans un drap et une couverture de laine bien secs, le
recouvrir d'un édredon, lui mettre une boule d'eau chaude aux
pieds, lui faire boire une tasse d'infusion chaude. Matin et
soir, injection hypodermique d'une ampoule d'*Huile camphrée
stérilisée* (voir p. 114). Toutes les 2 heures, potion à l'*acétate
d'ammoniaque* (voir p. 108). *Pyranine* (voir p. 120) 3 fois par jour,
dose appropriée à l'âge, donnée quand le malade sort du bain.

Bronchite chronique. — Même traitement que pour la
tuberculose pulmonaire (voir p. 55).

EMPHYSÈME — ASTHME

CAUSES. — L'Emphysème est le résultat d'une dilatation
permanente des alvéoles pulmonaires, produite par une modification dans les tissus qui forment les parois de ces alvéoles et par la

diminution considérable de leur élasticité. Cette modification est provoquée par des maladies chroniques des bronches et des poumons (Bronchites chroniques dont les quintes de toux répétées déterminent cette dilatation, Tuberculose à évolution très lente, Asthme) ; mais elle est toujours favorisée par une prédisposition héréditaire (il y a des familles dans lesquelles on est emphysémateux de père en fils), par des intoxications chroniques : alcoolisme, auto-intoxications intestinales, etc.

L'Asthme est caractérisé par des crises de dyspnée paroxystique, produites par la contraction spasmodique du diaphragme et des muscles inspirateurs. Ces crises sont sous la dépendance du système nerveux lorsqu'il est impressionné par certaines toxines accumulées dans le sang.

Symptomes. — Un Emphysémateux se reconnaît à la conformation de son thorax qui est dilaté, élargi et globuleux. La percussion dénote une sonorité exagérée ; l'auscultation, une diminution du murmure vésiculaire et une inspiration humée. Le symptôme caractéristique de l'Emphysème est l'oppression, la *dyspnée* ; elle n'apparaît d'abord qu'à la suite d'un effort, puis devient incessante. A la longue, cette affection détermine une congestion permanente dans la circulation pulmonaire ; ce qui fatigue le cœur, amène sa dilatation et des crises d'*Asystolie*.

L'accès d'*Asthme* est souvent précédé par un malaise général : lassitude, inaptitude au travail, céphalée ; d'autres fois, il débute brusquement, généralement au milieu de la nuit. Le malade en proie à une dyspnée violente, angoissante, a la sensation que l'air va lui manquer, il s'assied sur son lit, se lève, se met à la fenêtre, sans éprouver le moindre soulagement. La face est pâle, angoissée, couverte d'une sueur froide et visqueuse, la respiration sifflante ; au bout d'un temps plus ou moins long, il se produit des accès de toux suivis d'une expectoration que l'on a comparée à du vermicelle cuit, elle est d'abord très visqueuse, puis devient plus fluide ; peu à peu, le malade se calme ; la crise est passée. A la longue, l'*Asthme* détermine de l'Emphysème et le malade s'achemine lentement vers l'Asystolie.

Traitement. — Dans l'*Asthme* comme dans l'*Emphysème*, le traitement rationnel est celui de la cause. Il faut d'abord combattre toutes les causes de congestion chronique des poumons : Bronchite chronique, tuberculose pulmonaire, etc. Il faut combattre les intoxications (alcoolisme, etc.) et surtout prévenir par une alimentation bien appropriée les auto-intoxications intestinales qui, très souvent, sont la cause déterminante des crises d'*Asthme*.

L'Emphysémateux, comme l'Asthmatique, doit s'abstenir presque complètement de viande et d'œufs, complètement de poisson. Son régime alimentaire se composera en très grande partie de légumes sous toutes les formes, de pâtes alimentaires et de fruits cuits ou bien mûrs. Les seules boissons qui lui conviennent sont l'eau ou le lait ; pas de café, de thé. Combattre les troubles dyspeptiques (voir p. 65) s'il y en a ; éviter soigneusement la constipation (voir Lianol p. 125). Prendre pendant 15 jours, tous les mois, de l'Iodure de potassium à faible dose (voir p. 124), les 15 autres jours, 2 à 3 comprimés d'*Abronéol* (voir p. 106) par jour. Au moment des crises d'Asthme, donner une potion calmante avec du *Bromure de potassium* et une faible quantité de *Morphine* analogue à celle-ci :

Bromure de Potassium	6 gr.
Extrait de Belladone	0 gr. 05
Morphine (chlorhydrate).	0 gr. 05
Eau de Laurier-Cerise.	20 cc.
Eau distillée.	100 cc.
Sirop d'Écorces d'Oranges amères	30 cc.

De 1 à 4 cuillerées à soupe à 1/2 heure d'intervalle jusqu'à sédation de la crise. (De telles préparations doivent être formulées par un médecin à cause de leur teneur en Morphine.)

Si ce traitement ne fait pas disparaître les crises d'Asthme, une pratique qui m'a toujours donné d'excellents résultats est celle des auto-vaccins (voir p. 134).

TUBERCULOSE PULMONAIRE — PHTISIE
HÉMOPTYSIE

CAUSES. — RASPAIL a montré le premier que la Tuberculose pulmonaire est produite par l'action désorganisatrice des « *infiniment petits* » par des « *parasites microscopiques* » qui déterminent une inflammation du tissu pulmonaire « *Ayant son siège sur la surface du tissu vasculaire respiratoire, et y déterminant à la longue des tubercules dévorants qui, rongeant la substance de cet organe et interceptant la communication du sang d'arrivée et du sang de retour, des capillaires afférants et des capillaires déférants, s'opposent peu à peu et progressivement à l'hémostase du liquide circulatoire, et jettent ainsi le désordre dans toutes les autres fonctions, qui se meurent d'épuisement à mesure que le poumon se meurt de consomption. Tout rhume négligé, on le conçoit par notre manière de voir, peut se changer à la longue en phtisie pulmonaire ; celle-ci n'est curable que lorsque ses caractères encore trop équivoques se distinguent à peine d'un rhume négligé, car dès que ses ravages trop profonds ont ouvert la porte à la tuberculisation sur une trop grande surface, comment éviter que l'un ou l'autre de ces tubercules, frôlés, froissés, entamés, crevés à chaque instant par les alternatives d'aspiration et d'expiration ne vienne pas enfin jeter l'infection dans le liquide circulatoire* (1). »

Les recherches ultérieures *n'ont rien ajouté de fondamental à ce qu'avait dit* RASPAIL. Elles ont permis de vérifier, comme il l'avait écrit, que la maladie, locale d'abord, suit une marche envahissante, que les produits sécrétés par les « *infiniment petits* », qu'on a baptisés depuis les *microbes*, contenus dans les lésions pulmonaires sont entraînés dans la circulation par l'intermédiaire de laquelle ces *toxines* vont porter le trouble et la désorganisation dans toutes les fonctions de l'économie ; on a reconnu également que la Tuberculose est d'autant plus facilement curable qu'elle est traitée plus prématurément.

SYMPTOMES. — **Période prétuberculeuse.** — Cet état est ordinairement la période tout initiale de la tuberculose. Elle est caractérisée par une anémie plus ou moins profonde (Anémie des adolescents, Chlorose des jeunes filles, etc.), qui est produite par des modifications dans la constitution du sang (diminution du nombre des globules rouges, de leur teneur en hémoglobine, etc.) ; il survient un amaigrissement progressif, une déminéralisation marquée de l'organisme, qui se traduit par une augmentation anormale de la proportion des phosphates dans les urines. Il y a presque toujours également des troubles digestifs (diminution d'appétit, digestions lentes et pénibles, etc.), des troubles hépatiques, etc. Les malades ressentent une sensation de fatigue et une dépression physique persistantes ; ils sont nerveux, irritables, extrêmement sensibles aux moindres variations de température, le plus petit refroidissement provoque une poussée congestive au niveau des muqueuses nasopharyngiennes et des bronches ; ce qui fait que ces malades contractent sans cesse des rhumes plus ou moins persistants.

Tuberculose au premier degré. — Ces foyers congestifs qui se produisent ainsi successivement deviennent un excellent terrain pour le développement des bacilles tuberculeux. Quand la lésion tuberculeuse est constituée, les rhumes deviennent plus fréquents, plus traînants ; même quand le malade n'est plus enrhumé, il conserve une petite toux sèche persistante, qui se manifeste surtout au réveil, ou à la suite d'un effort.

On doit se pénétrer de cet axiome qu'*il n'y a pas de rhume de poitrine, de bronchite qui dure des semaines et des semaines ;* surtout s'il s'accompagne d'un léger amaigrissement, d'une sensation persistante de fatigue, il faut craindre une Tuberculose pulmonaire commençante.

Lorsque l'évolution de la maladie est un peu plus avancée le moindre effort amène une légère transpiration, qui a aussi

---

(1) F.-V. RASPAIL, *Histoire naturelle de la Santé et de la Maladie chez les Végétaux et chez les Animaux et en particulier chez l'Homme*, t. II, p. 610-611, 1843.

tendance à se produire pendant le sommeil. A cette période se produit souvent un crachement de sang, une *Hémoptysie*, qui peut être déterminée par un effort, par de la fatigue, et qui peut aussi survenir sans cause apparente à la suite d'une des quintes de toux habituelles. Si l'on prend régulièrement la température le matin et le soir (voir p. 29), on constate que si elle demeure normale au réveil (36° 5 à 37°) elle s'élève souvent à 38°-38° 5, vers la fin de la journée, surtout à la suite d'une fatigue.

Tuberculose au second degré.— Si un traitement éner-gique n'est pas rapidement institué, le mal progresse, la toux est de plus en plus fréquente, puis incessante, elle devient plus grasse et s'accompagne de crachats.

Dans la première période, les foyers tuberculeux étaient bien localisés et circonscrits par une zone inflammatoire, véritable réaction de défense de l'organisme qui encerclait l'assaillant. Le bacille tuberculeux était le seul agent pathogène, il n'avait aucune communication avec l'extérieur par l'intermédiaire du réseau des bronches et le malade pouvait *être considéré jusqu'à un certain point comme non contagieux pour son entourage.*

Dans la seconde période, le foyer tuberculeux, en se dévelop-pant, rompt le cercle qui l'étreignait, il désorganise profondé-ment le tissu broncho-pulmonaire et y produit une fonte puru-lente. La deuxième période de la maladie est la période du ramol-lissement. La sécrétion de crachats muco-purulents devient abondante. Les crachats, qui étaient d'abord muqueux, aérés et qui surnageaient, deviennent compacts, visqueux, jaune-verdâtre, et tombent au fond du vase rempli d'eau. A ce moment, le foyer tuberculeux ramolli est en communication avec les bronches; il est envahi par toute une flore de microbes pa-thogènes (Streptocoques, Pneumocoques, Staphylocoques, etc.), qui associent leur puissance morbide à celle du Bacille tuber-culeux, et qui accroissent la gravité de l'infection. La tempéra-ture vespérale est toujours fébrile. L'état général du malade s'aggrave; il maigrit, son appétit devient capricieux et dimi-nue considérablement, sa faiblesse augmente, les transpira-tions sont plus fréquentes et plus abondantes. A cette période, le malade *devient contagieux pour sa famille et pour ses cama-rades de travail,* par les particules de salive qu'il projette pen-dant ses quintes de toux et par ses crachats, qui contiennent en abondance des bacilles tuberculeux.

Tuberculose au troisième degré. — Tous les symptômes morbides s'aggravent; l'appétit est nul; les digestions très pénibles; l'amaigrissement devient considérable, la fièvre est continue, les transpirations, surtout nocturnes, sont incessantes, les forces déclinent rapidement. La toux est incessante. Les crachats, en tombant au fond du vase, prennent la forme de petites pièces de monnaie (crachats nummulaires), ce qui indique que le foyer de ramollissement a amené la destruction d'une partie localisée du tissu pulmonaire et la formation d'une *caverne*. A cette période, la résistance de l'organisme est très diminuée et la guérison, sans être impossible, devient bien plus difficile.

TRAITEMENT. — Le point capital dans le traitement de la tuberculose est de faire un *diagnostic* très précoce de la maladie, comme le prescrivait F.-V. RASPAIL.

Souvent les malades se laissent aller au découragement, à la désespérance, quand ils se savent atteints de ce mal qui frappe tant de personnes en France. Ils doivent combattre au contraire énergiquement cette propension au découragement qui détend les ressorts de la volonté et affaiblit les possibilités de résistance de l'organisme, au moment où il a le plus impérieux besoin de lutter contre la maladie. Le malade ne doit avoir qu'une idée fixe, *la guérison*. Un malade *qui veut guérir* est déjà presque à moitié guéri.

HYGIÈNE DU TUBERCULEUX. — Comprend l'*hygiène individuelle* du malade et l'*hygiène prophylactique* ou la protection de l'entourage du malade contre la contagion.

HYGIÈNE INDIVIDUELLE. — Fuir le séjour des villes dont les rues et les établissements publics sont remplis de bacilles tuberculeux. Les malades, qui ne peuvent quitter leurs occupations, doivent aller se loger dans les petites agglomérations suburbaines saines, non humides, et y choisir autant que possible des habitations situées à mi-côte, abritées des vents du Nord et dont les fenêtres soient orientées vers le Midi.

La chambre du malade doit être bien aérée ; il doit s'habituer progressivement à garder sa fenêtre ouverte pendant son sommeil, en ayant soin de la fermer pour se déshabiller et pour faire sa toilette, et de se couvrir suffisamment pendant la nuit pour éviter tout refroidissement.

Porter de la flanelle ou mieux un gilet de laine tricoté. Les vêtements doivent être assez chauds, sans être en nombre exagéré, ce qui risquerait d'entretenir une transpiration constante.

Le *repos moral* et le *repos physique* doivent être aussi complets que le permettent les conditions de l'existence. Pas de veilles, pas de théâtre ni de cinéma (ces salles sont toujours remplies de poussière très nuisible), pas d'émotions. Pratiquer la cure de repos au grand air pendant tous les instants de liberté, en restant étendu sur une chaise longue, bien protégé contre le froid par une couverture et contre les courants d'air. Suppression de tout sport ; *si le malade n'a pas de fièvre*, il doit faire une courte marche au grand air dans la matinée et dans l'après-midi pour stimuler l'appétit et éviter l'atrophie musculaire, mais en ayant soin d'éviter toujours la fatigue.

Propreté corporelle minutieuse. Les bains ne sont pas contre-indiqués à la condition de ne pas être pris trop chauds, ce qui risquerait de faire apparaître la fièvre. Tous les matins au lever, friction générale sur le corps avec un gant de crin arrosé d'un filet d'*Alcool camphré* (voir p. 114) pour stimuler la circulation et favoriser les fonctions de la peau.

Le tuberculeux doit s'abstenir de fumer ; il ne doit pratiquer les rapports sexuels qu'avec la plus grande modération.

HYGIÈNE PROPHYLACTIQUE. — Le tuberculeux qui tousse et crache répand des bacilles tuberculeux autour de lui. Les particules de salive qui les contiennent sont projetées à 1 mètre ou 1 m. 50 pendant les quintes de toux, ses crachats sont aussi farcis de bacilles. Aussi l'habitude de cracher dans un mouchoir ou dans un linge est déplorable, celle de cracher par terre est criminelle. Les crachats se dessèchent rapidement dans les linges ou sur les planchers ; quand on remue ces linges, quand on marche sur ces planchers, leur poussière desséchée se soulève et contamine les personnes qui passent à proximité. Le malade doit aussi éviter d'avaler ses crachats dont les bacilles peuvent provoquer des lésions tuberculeuses de l'Intestin avant de farcir les garde-robes.

Le tuberculeux doit avoir soin de mettre devant sa bouche, avant de tousser, un petit tampon d'ouate pour éviter de projeter la moindre particule de salive ; il crachera toujours dans *un crachoir de poche hermétiquement fermé* pour éviter que les mouches ne puissent y pénétrer. Ce crachoir contiendra toujours un mélange antiseptique, comme une solution de sulfate de cuivre à 5 %. Le contenu de ce crachoir ne sera jamais vidé qu'après avoir été bouilli pendant 10 minutes dans une solution à 10 % de carbonate de soude (vulgairement appelé *Cristaux*). Les tampons de coton destinés à arrêter les particules de salive seront brûlés après usage.

Le logement du malade, sa literie, ses vêtements seront désinfectés tous les 2 ou 3 mois.

ALIMENTATION DU MALADE. — Le tuberculeux doit recevoir une ration alimentaire un peu plus forte que l'homme bien portant, mais elle ne doit pas dépasser la ration ordinaire de plus d'un tiers. On ne doit pas le bourrer d'aliments carnés, sous prétexte de suralimentation, car cet excès peut provoquer des poussées congestives. Les albumines végétales contenues dans les graines de légumineuses (haricots, pois, lentilles, etc.) sont aussi nutritives que l'albumine animale et sont moins toxiques.

La nourriture doit être saine, abondante et surtout variée ; on peut forcer sur les œufs (en ne dépassant pas 3 à 4 par jour) et donner de 50 à 100 grammes de viande crue pulpée (de mouton, ou de cheval ; pas de bœuf qui risque de donner le Ver solitaire).

TRAITEMENT. — Le *Prétuberculeux*, qui ne présente aucune lésion tuberculeuse décelable par la percussion, par l'ausculta tion, par la radioscopie etc., doit prendre alternativement du *Robéral* (voir p. 131), de l'*Abronéol* (voir p. 106) par période de 10 jours. Il se soumettra à une cure de repos aussi complète que possible ; il fera analyser régulièrement ses urines pour surveiller sa déminéralisation, et il se pèsera régulièrement tous les 15 jours.

Le traitement du *tuberculeux avéré* sera beaucoup plus complexe. Il doit faire une révulsion prolongée au niveau des lésions pulmonaires pour les décongestionner dans la mesure du possible. Il alternera les *Cataplasmes sinapisés* (voir p. 116) arrosés d'un filet d'*Eau sédative* avec des frictions à la *Linine* (voir p. 125) ; dans les formes torpides de la tuberculose, il y a grand avantage à faire des applications de *Goudron de Norvège* (voir p. 123) sur la poitrine et sur le dos. Pendant 10 jours le malade prendra du *Robéral* (voir p. 131) pour combattre la déminéralisation et de l'*Abiétyl* (voir p. 105) pour combattre la toux, modérer l'expectoration et lutter, dans la mesure du possible, contre l'infection tuberculeuse. Les 10 jours suivants, il prendra du *Tolényl* (voir p. 134) qui est également un puissant antiseptique des voies respiratoires, et dont l'action complète celle de l'*Abiétyl*, et de l'*Abronéol* (voir p. 106) qui est un tonique nerveux et un stimulant des fonctions digestives. On alternera ainsi ces différentes médications par périodes de 10 jours ; cette alternance périodique des médications est indispensable, car l'organisme s'accoutume rapidement à une médication trop prolongée et n'en tire plus aucun avantage.

PNEUMONIE — FLUXION DE POITRINE

Causes. — La **Pneumonie** franche est l'inflammation d'une portion plus ou moins étendue du parenchyme pulmonaire, déterminée par un microbe, le Pneumocoque ; la cause déterminante est généralement un refroidissement brusque.

Symptomes. — Débute par un grand frisson suivi d'un point de côté ; la fièvre atteint rapidement 39° - 40° ; la peau est sèche, brûlante, les pommettes sont colorées, la respiration est rapide, oppressée ; il y a de la courbature, de la céphalalgie ; la toux d'abord sèche ne tarde pas à devenir grasse et à provoquer l'expectoration de crachats, d'abord muqueux, puis épais et de coloration soit rouillée (jus de pruneau), soit orangée (confiture d'abricots) ; le pouls est rapide ; l'urine est rare et chargée. A l'auscultation on entend, au niveau du foyer, des râles crépitants secs, comparables au bruit fait par du sel jeté sur des charbons ardents ; au bout de 2 à 3 jours, ils font place à un souffle tubaire.

Traitement. — Toutes les 2 heures, appliquer sur la partie malade des *Cataplasmes arrosés d'Eau Sédative* (voir p. 116) ; surtout ne jamais appliquer de vésicatoire : cette médication, surannée et criminelle, détermine souvent des néphrites qui peuvent devenir mortelles. Faire prendre quatre cuillerées par jour de potion à l'*Acétate d'Ammoniaque* (voir p. 108) ; *Compresses d'Eau Sédative* (voir p. 115) sur la tête et autour des poignets contre la fièvre. Injections hypodermiques matin et soir d'une ampoule d'*Huile Camphrée Stérilisée* (voir p. 114). Boissons diurétiques abondantes (lait, chiendent, queues de cerises, stigmates de maïs, etc.) pour activer la sécrétion urinaire. Quand la respiration commence à redevenir normale dans le foyer malade, c'est-à-dire quand le souffle tend à disparaître, quand l'expectoration est devenue facile, on remplace la potion à l'Acétate d'Ammoniaque par des comprimés d'*Abietyl* (Voir p. 105).

PLEURÉSIE

CAUSES. — Comme dans toutes les maladies infectieuses de l'appareil respiratoire que nous venons de passer en revue, le froid est le facteur occasionnel qui déclanche l'infection microbienne de la plèvre ; cette infection est, dans la majorité des cas, produite par le Bacille tuberculeux.

SYMPTOMES. — Débute brusquement par des frissons et un point de côté violent au niveau du mamelon. Le malade est oppressé et secoué par une toux quinteuse sèche. La température s'élève à 39°-39°,5. Si l'on ausculte le côté malade à ce moment, on perçoit des bruits de frottement. Au bout de peu de jours, à la place de ces frottements, on constate les signes d'un épanchement liquide à la base du poumon ; ils sont caractérisés par un bruit de matité à la percussion, et, à l'auscultation, par une diminution considérable du murmure vésiculaire ou même par son abolition ; en effet, l'épanchement pleural, qui peut dépasser 1 litre, refoule et comprime le poumon.

TRAITEMENT. — Appliquer dès le début sur la région malade des compresses d'*Alcool Camphré* (voir p. 114), ou mieux des compresses épaisses trempées dans de l'eau très chaude, arrosées d'un filet de *Linine* (voir p. 126) et recouvertes de taffetas imperméable. Donner 3 fois par jour des comprimés de *Pyramine* (voir p. 120); et matin et soir des pilules d'*Abronéol* (voir p. 106). Faire surveiller attentivement le volume de l'épanchement par un médecin et en faire évacuer le contenu par une ponction, si son abondance dépasse 1 litre. (voir l'horaire de notre Clinique de la rue Labruyère p. 138).

La **Pleurésie** guérit généralement au bout de plusieurs semaines ; mais il faut continuer à surveiller pendant des mois et des années le malade qui en a été atteint, car il est toujours possible de voir évoluer la tuberculose pulmonaire plusieurs années après la guérison apparente de la maladie. Un séjour prolongé à la campagne si possible et l'alternance longuement prolongée du *Robéval* (voir p. 131) et du *Reconstituant* Julien RASPAIL (voir p. 130) contribuent à éviter cette éventualité redoutable.

Maladies du tube digestif

Le tube digestif comprend les organes suivants : la Bouche, le Pharynx, l'Œsophage, l'Estomac, le Duodénum et l'Intestin grêle, le gros intestin ou Côlon, enfin le Rectum et l'Anus.

Deux glandes importantes, le Foie et le Pancréas, doivent être considérées comme des annexes du tube digestif. Le Foie en ce qui concerne la fonction biliaire seulement, car cet organe, très important, a des fonctions multiples; en plus de l'élaboration de la bile, il préside à la synthèse du sucre organique, le *Glycogène*, à la formation de l'Urée, etc. ; il possède en outre une très importante fonction antitoxique, qui commande à la destruction des produits toxiques qui ont traversé la muqueuse intestinale pour pénétrer dans la circulation.

Chaque segment de cet appareil très complexe peut être le siège de maladies diverses :

Bouche. — Stomatites, lésions dentaires. *Pharynx.* — Angines, hypertrophie des Amygdales, Croup, Pharyngites. *Estomac.* — Indigestions, Embarras gastriques, Dyspepsies, Ulcères de l'estomac. *Intestin.* — Gastro-entérites des nourrissons et Athrepsie, Entérites aiguës et chroniques des adultes, Entérite mucomembraneuse, Appendicite, Dysenteries, Constipation, Hémorroïdes.

STOMATITES

CAUSES. — Inflammation de la muqueuse buccale ; d'origine locale : mauvais état des dents, manque d'hygiène, présence de dents artificielles mal adaptées; d'origine toxique : Mercure, Plomb, Diabète, Scorbut; d'origine infectieuse : Muguet, Aphtes, etc.

SYMPTOMES. — Douleur, salivation abondante, muqueuse gingivale rouge et enflammée, haleine fétide, quelquefois contracture de la mâchoire inférieure (trismus).

La muqueuse de la bouche est parsemée de petits points blancs, formés par un champignon microscopique, l'*Oïdium albicans*, dans le Muguet.

Les Aphtes sont de petites ulcérations arrondies, superficielles, du diamètre d'une petite lentille; chaque ulcération est entourée par un cercle de coloration rouge vif.

TRAITEMENT. — Stomatites d'origine dentaire, traitement approprié par un dentiste (voir l'horaire de notre Polyclinique

p. 138) ; stomatites toxiques (Mercure et Plomb), suppression de la cause de l'intoxication et gargarismes très fréquents avec l'*Anginex* (voir p. 109) ; Diabète (voir p. 85) ; Scorbut dû à la privation d'aliments frais, au manque de vitamines, faire prendre du jus de citron en proportion variable suivant l'âge, aliments frais, sein s'il s'agit d'un jeune bébé, gargarismes avec l'*Anginex* ; Muguet, fréquent chez les enfants atteints d'entérite chronique, chez ceux qu'on alimente à l'aide de biberons malpropres, se rencontre aussi chez les malades arrivés à la période cachectique : badigeonner 4 fois par jour la bouche avec un *collutoire alcalin glycériné* (voir p. 117) ; Aphtes : soigner les troubles dyspeptiques (voir p. 65).

HYGIÈNE DE LA BOUCHE ET DES DENTS

L'hygiène de la bouche a une importance considérable non seulement pour la conservation des dents en bon état, mais aussi pour le bon fonctionnement de l'appareil digestif, car, sans bonne dentition, pas de bonne digestion possible.

Pour entretenir la dentition en bon état, il est indispensable de faire la toilette de la bouche après chaque repas, c'est aussi nécessaire que de se savonner et de se brosser soigneusement les mains avant de se mettre à table. Il faut se servir d'une *bonne* brosse à dents *à soies longues, fines, serrées, et dures,* qui est seule capable de débarrasser les interstices dentaires des débris alimentaires et d'empêcher le tartre de se déposer sur le collet des dents. Pour bien se servir d'une telle brosse, il faut brosser méthodiquement les trois faces des dents, la face externe qui touche les lèvres et les joues, la face triturante et enfin la face interne qui confine à la langue. Voici comment on doit procéder : on fait dissoudre un comprimé de *Paror* (voir p. 117) dans un verre d'eau bouillie tiède, où humecte la brosse avec ce mélange et l'on fait tomber sur l'extrémité de ses poils une petite quantité de crème *Paror* (voir p. 117), en ayant soin que l'extrémité du tube contenant cette crème ne touche pas les poils. On frotte alors chaque face dentaire d'abord longitudinalement puis dans le sens vertical, de manière à ce que la brosse passe environ une vingtaine de fois sur chacune de ces faces ; quand toute la dentition est ainsi nettoyée, on se rince la bouche avec le verre d'eau tenant en dissolution le comprimé de *Paror*.

Tels sont les soins indispensables que doivent prendre les gens bien portants, possesseurs d'une bonne dentition. Certains cas particuliers réclament d'autres soins.

Il est nécessaire d'appeler l'attention du public sur le choix des préparations dentifrices ; jusqu'ici, il s'est presque toujours surtout préoccupé de leur saveur plus ou moins agréable, et il s'est laissé beaucoup plus guider par une réclame savante que par le souci de chercher à s'assurer de leurs propriétés réellement antiseptiques. Aussi la vente des dentifrices est presque exclusivement demeurée l'apanage des parfumeurs. Sans vouloir nullement discréditer de tels produits, je me bornerai à demander si un malade atteint d'une affection grave et rebelle de la peau irait demander à son parfumeur de la soigner, sous prétexte qu'il vend des crèmes épidermiques adoucissantes, plutôt que de s'adresser à un médecin sérieux spécialisé dans le traitement de ces sortes d'affections ?

Il est de la plus haute importance que dans une famille chacun des membres ait sa brosse et son verre à dents personnels. Lorsque deux personnes se servent en commun de ces instruments, elles peuvent se transmettre des affections souvent redoutables : Pyorrhée alvéolaire, et même Tuberculose et Syphilis. Pour la même raison, il faut proscrire l'usage des poudres et pâtes dentifrices dans lesquelles on plonge la brosse humide. Seuls les tubes de crème qui maintiennent le dentifrice à l'abri des contaminations doivent être tolérés.

Chez le *nourrisson*, dont la première dentition apparaît successivement entre le sixième et le trentième mois, si son évolution est normale, l'éruption des dents provoque souvent des accidents (*diarrhée, entérite aiguë* ou *chronique, convulsions* etc.), qui se produisent parce que le travail de la dentition déprime l'organisme, affaiblit ses résistances naturelles et permet aux microbes virulents de devenir nocifs. Pour calmer les rages de dents du bébé, il faut badigeonner les gencives plusieurs fois par jour avec le sirop de *Spécior* (voir p. 117), qui amollit la muqueuse, facilite le travail dentaire et calme les douleurs. Ne jamais masser les gencives avec le doigt, ce qui durcit la muqueuse, retarde la sortie de la dent, et prolonge la période douloureuse.

Au cours de la *seconde enfance* et de *l'adolescence*, il faut toujours soigner la première dentition lorsqu'elle se gâte, ce que l'on néglige souvent ; les lésions de la première dentition peuvent compromettre l'évolution des dents définitives, elles font souffrir l'enfant; elles peuvent provoquer des accidents nerveux, empêcher de bien mastiquer, et causer des troubles digestifs.

Pendant l'évolution de la seconde dentition, la bouche de l'enfant et de l'adolescent doit être régulièrement surveillée. Les dents poussent quelquefois anormalement (dents trop rentrées, dents trop proéminentes, dents chevauchant les unes sur les autres, etc.). Le praticien peut alors intervenir utilement pour redresser et faire disparaître ces anomalies disgracieuses et gênantes (voir l'horaire de notre Polyclinique, p. 138). De plus, pendant qu'elles se développent, les dents sont imparfaitement calcifiées et elles se carient avec la plus grande facilité, il faut donc donner de temps en temps du *Robéral* (voir p. 131) à l'adoelscent et le mener tous les trois mois environ chez le spécialiste.

Dans certaines affections, il faut donner des *soins particuliers* à la dentition. Les personnes atteintes de *Pyorrhée alvéolaire*, les *Arthritiques*, les *Albuminuriques*, les *Diabétiques*, les *Tuberculeux*, les malades atteints de maladies infectieuses graves qui les retiennent longtemps au lit, comme la *Fièvre typhoïde*, les *Fièvres éruptives*, etc., doivent employer des dentifrices particuliers, hautement antiseptiques. Ils feront un bain de bouche en mettant 20 gouttes par verre d'eau bouillie d'Elixir *Ora* (voir p. 117) et ils se serviront de la poudre *Ora* pour se brosser les dents.

De toute façon, les malades atteints des affections chroniques que nous venons d'énumérer doivent souvent se faire examiner la bouche par leur dentiste, car ils peuvent avoir des altérations dentaires insoupçonnées qui, négligées, peuvent devenir irréparables. Il en est de même de la femme enceinte qui se déminéralise souvent au cours de sa grossesse et qui voit ses dents se carier ; elle aussi doit prendre régulièrement du *Robéval* (voir p. 131), pour fournir à son organisme et à celui de son enfant les matériaux reminéralisateurs nécessaires, et faire surveiller ses dents par son dentiste.

ANGINE CATARRHALE SIMPLE
ANGINE PULTACÉE — ABCÈS DE L'AMYGDALE
ANGINE DIPHTÉRIQUE ET CROUP

CAUSES. — L'Angine est le symptôme initial de plusieurs maladies infectieuses : Scarlatine (voir p. 31). Rougeole (voir p. 30), Grippe (voir p. 35), souvent aussi l'**Angine catarrhale** simple et l'**Angine pultacée** sont la conséquence d'un refroidissement; l'**Abcès de l'Amygdale** est une complication des deux précédentes. L'**Angine diphtérique** et le **Croup** résultent de l'envahissement du Pharynx et même du Larynx par le Bacille de Klebs-Loeffler.

SYMPTOMES. — **Angine catarrhale simple** : Rougeur des Piliers, du Voile du palais, des Amygdales qui sont augmentées de volume ; sensation douloureuse dans la gorge, difficulté pour déglutir la salive et les aliments, fièvre légère. **Angine pultacée** : Mêmes symptômes, les Amygdales très grosses, laissent sourdre un pus très épais, très malodorant, qui parsème leur surface de points blancs arrondis ; fièvre, courbature générale, inappétence. **Abcès de l'amygdale** : augmentation considérable du volume de l'Amygdale abcédée et œdème prononcé de toute la région environnante, fièvre élevée, impossibilité de déglutir la salive et à plus forte raison les aliments, douleurs locales très violentes s'irradiant jusque dans l'oreille, prostration, insomnie. **Angine diphtérique et Croup** : Surtout fréquente chez les enfants ; très contagieuse ; débute par des frissons, température très élevée (40° et plus), soif ardente, perte d'appétit, quelquefois vomissements, pâleur mate de la face, gêne dans la déglutition ; plaques de fausses membranes de coloration blanc sale, grisâtre, siégeant sur les amygdales, sur la luette, ayant tendance à croître rapidement, à se réunir et à se propager au Larynx, si l'on ne combat pas rapidement le mal ; en palpant le cou, on constate toujours de volumineux paquets de ganglions enflammés, qui font saillie sur le cou au-dessous de l'angle du maxillaire inférieur. Ne pas confondre le Croup avec la Laryngite striduleuse (voir p. 48).

TRAITEMENT. — **Angine catarrhale simple** : Gargarismes toutes les 2 heures avec de l'eau salée bouillie très chaude ou mieux avec un comprimé d'*Anginex* (voir p. 109) dissous dans un verre d'eau bouillie chaude, ensuite badigeonnages avec un *collutoire boraté* (voir p. 117), compresses *d'Eau sédative* (voir p. 115) autour du cou 2 ou 3 fois par jour ou mieux *Cataplasmes arrosés d'Eau sédative* (voir p. 116). Même traitement pour l'**Angine pultacée** et pour l'**Abcès de l'amygdale**, pour ce dernier, il est souvent utile de faire inciser l'abcès en temps voulu par un médecin, qui doit opérer avec les plus grandes précautions pour ne pas léser les branches de l'artère carotide, ce qui pourrait être mortel (voir l'horaire de notre Polyclinique p. 138). **Angine diphtérique** et **Croup** : Toucher 2 fois par jour les fausses membranes du Pharynx avec un tampon de coton imbibé d'*Alcool camphré* (voir p. 114) ; avoir soin de procéder très prudemment pour éviter de faire saigner les régions malades, ce qui peut déterminer des complications ; faire faire une injection de *Sérum antidiphtérique* que l'on pourra renouveler au bout de 24 heures si les fausses membranes n'ont pas cessé de s'élargir et si leur aspect ne s'est pas modifié en prenant une apparence œdémateuse et une coloration blanc laiteux au lieu de grisâtre.

VÉGÉTATIONS ADÉNOÏDES
HYPERTROPHIE DES AMYGDALES

CAUSES. — Les Végétations siègent dans les fosses nasales, et, par conséquent, dans l'appareil respiratoire, les Amygdales, dans le Pharynx, mais ces deux lésions sont indissolublement liées. Les deux Amygdales pharyngiennes situées de chaque côté de la base de la langue le long des Piliers du Voile du palais et l'Amygdale nasale, siège des végétations, qui se trouve en arrière et en haut du Voile du palais, sont trois organes identiques ; presque toujours lorsque l'un d'eux est enflammé chroniquement, les autres le sont aussi. Les Végétations, l'Hypertrophie des Amygdales se rencontrent chez les enfants lymphatiques ; elles sont souvent héréditaires.

SYMPTOMES. — L'enfant, atteint de Végétations, a constamment la bouche ouverte, ce qui lui donne un air niais, hébété, caractéristique ; il ronfle en dormant, il parle du nez, il dort mal, son haleine est souvent fétide au réveil, il s'enrhume du cerveau pour un rien, et, à ce moment, il est toujours menacé de faire une poussée d'Otite suppurée qui peut compromettre irrémédiablement son audition pour toute la vie ; il se développe toujours mal; il est chétif et présente une anémie caractéristique ; cela résulte des sécrétions purulentes, qui se forment sans cesse au niveau des végétations et qui, dégluties par lui, l'empoisonnent lentement.

TRAITEMENT. — A ces enfants, il faut toujours donner du *Sp iodo-tannique phosphaté* (voir p. 125), alterné avec des comprimés de *Reconstituant* Julien RASPAIL (voir p. 130) pour stimuler la nutrition générale ; mais il importe par dessus tout de débarrasser radicalement ces petits malades des organes enflammés chroniquement, qui compromettent si gravement leur santé et leur développement. L'opération ne présente aucune gravité. Nous nous chargeons de l'opération de l'ablation des amygdales et des végétations dans notre Polyclinique, 52, rue La Bruyère (voir p. 138).

INDIGESTION
EMBARRAS GASTRIQUE FÉBRILE

CAUSES. — Absorption d'aliments indigestes, de fruits verts, excès de table ou de boisson, refroidissement se produisant au cours de la digestion.

SYMPTOMES. — Céphalée, état nauséeux allant jusqu'au vomissement, puis retour à la santé en quelques heures dans **l'Indigestion simple**; dans **l'Embarras gastrique**, en plus des symptômes précédents, langue chargée, saburrale, sensibilité du creux épigastrique, dépression physique ; dans les formes sévères, fièvre et quelquefois coliques et diarrhée; la maladie évolue en très peu de jours; si elle se prolonge, redouter une Fièvre typhoïde (voir p. 36).

TRAITEMENT. — **Indigestion simple :** prendre une cuillerée à café d'*Eau sédative* (voir p. 115) dans une tasse d'infusion chaude (tilleul, camomille, etc.) ou mieux deux tablettes de *Siléol* (voir p. 132) délayées dans les mêmes infusions. **Embarras gastrique** fébrile ou non : au début, même traitement, le lendemain matin, *purgatif salin* (voir p. 128), mettre immédiatement le malade à la diète liquide : infusions chaudes, eau de Vichy, ou de Vals, bouillon froid, bien dégraissé, bouillon de légumes. Contre la céphalée, compresses d'*Eau sédative* (voir p. 115) sur la tête; les jours qui suivent la purge, tous les matins 1 comprimé d'*Eol* (voir p. 118) et 2 tablettes de *Siléol* à midi et le soir, avant les repas.

DYSPEPSIE CHRONIQUE — GASTRALGIE

CAUSES. — Les **Dyspepsies** résultent d'un trouble prolongé des fonctions de la digestion stomacale et particulièrement des sécrétions de la muqueuse gastrique. Tantôt il se produit une hypersécrétion de l'acide chlorhydrique et de la pepsine, s'accompagnant généralement de symptômes douloureux; tantôt, au contraire, il y a ralentissement des sécrétions normales, compliqué ou non de dilatation d'estomac. Ces troubles fonctionnels peuvent être sous la dépendance d'une nervosité maladive ; ils sont souvent en corrélation avec une affection chronique des organes génitaux chez la Femme (Métrite, voir p. 80), avec une lésion cardiaque, rénale, arthritique, hépatique ou avec l'Anémie et la Chlorose.

SYMPTOMES. — Les **Dyspepsies** sont presque toujours caractérisées par une diminution de l'appétit (anorexie), par des digestions lentes et pénibles, une sensation de pesanteur et de ballonnement au creux épigastrique pendant la digestion, des éructations gazeuses (renvois) et des flatulences, des indigestions et des vomissements au moindre excès. Les régurgitations acides (pyrosis), les brûlures d'estomac se rencontrent plutôt dans l'hyperchlorhydrie. Quand il y a de la Dilatation d'estomac, il est facile de produire le phénomène de clapotement. La constipation est très fréquente, quelquefois, elle alterne avec des périodes de diarrhée. Les **crises gastralgiques** sont des accès très douloureux qui se produisent d'une manière discontinue au cours des dyspepsies hyperchlorhydriques; elles surviennent généralement plusieurs heures après le repas et elles sont quelquefois précédées par une salivation abondante; ces douleurs siègent à l'Epigastre et remontent jusque derrière le sternum.

TRAITEMENT. — Prendre régulièrement pendant plusieurs semaines, une demi-heure avant les deux principaux repas, une (ou deux s'il y a de la constipation) tablette de *Siléol* (voir p. 132) ; à la fin des mêmes repas, prendre deux comprimés de *Lacéine* (voir p. 125), délayés dans un peu d'eau. Dans les dyspepsies flatulentes, il faut alterner de quinzaine en quinzaine l'usage du *Siléol* avec celui de l'*Abronéol* (voir p. 106). Contre les crises gastralgiques prendre au moment où les douleurs commencent à apparaître une tablette d'*Antonyl* (voir p. 109), délayée dans un demi-verre d'eau ou de tisane; au besoin en prendre une seconde 20 minutes après la première si la crise n'est pas calmée.

Quand il y a dilatation et abaissement de l'Estomac (Ptose), les malaises gastriques sont très soulagés par le port d'une *Ceinture abdominale* munie d'un *plastron abdominal* (voir Appareils Orthopédiques p. 110).

RÉGIME DES DYSPEPTIQUES. — Le premier soin d'un dyspeptique doit être de faire mettre ses dents en état et de faire remplacer celles qui peuvent lui manquer (voir, à ce sujet, le tableau des heures de notre Polyclinique, p. 138), car il ne peut y avoir de bonne digestion sans bonne mastication, ni de bonne mastication avec une mauvaise dentition. En se levant tous les matins, faire une affusion, avec un seau d'eau froide (ou tiède s'il y a du nervosisme), qui sera versé rapidement sur tout le corps ; aussitôt après, faire une friction énergique sur le corps et les membres avec un gant de crin arrosé d'un filet d'*Alcool camphré* (voir p. 114) ; tous les jours, faire une heure de marche au grand air ; manger lentement, bien mâcher, manger de la croûte, éviter la mie du pain. Régime alimentaire composé de potages maigres aux légumes passés, de bouillon bien dégraissé, auxquels on pourra ajouter des pâtes (tapioca, vermicelle, etc.), du riz, pas de pain. Viandes grillées ou rôties, jambon maigre, poissons maigres cuits au court bouillon au repas de midi ; le soir, remplacer la viande par un ou deux œufs très frais ; légumes en purée, pâtes alimentaires, fruits cuits, fromages frais ou cuits, pas de fromages fermentés.

Éviter les ragoûts, les sauces à la farine, les fritures, les aliments gras, la charcuterie (sauf le jambon), le bœuf bouilli, les choux, tous les aliments indigestes, les crudités, etc.

ULCÈRE DE L'ESTOMAC ET DU DUODÉNUM

CAUSES. — Mal connues ; affection souvent consécutive à une dyspepsie hyperchlorhydrique chronique.

SYMPTOMES. — La douleur épigastrique se produit pendant l'ingestion des aliments et non plusieurs heures après comme dans la Gastralgie. Fréquents vomissements alimentaires aussitôt après les repas ; vomissements de sang (Hématémèses). Dans l'Ulcère du Duodénum, la douleur siège à droite, au-dessous du bord inférieur du Foie ; elle peut faire défaut, pas d'Hématémèses, mais selles contenant du sang digéré (mélœna). Quand on soupçonne l'existence d'un Ulcère, il faut toujours faire faire une radioscopie, et une analyse des selles (voir l'horaire de notre Polyclinique. p. 138).

TRAITEMENT. — Prendre un quart d'heure avant les deux principaux repas, deux tablettes d'*Antonyl* (voir p. 109), délayées dans un verre d'eau ; s'étendre ensuite jusqu'au repas en restant successivement tantôt sur le dos, tantôt sur le côté droit, tantôt sur le côté gauche.

ALIMENTATION. — Exclusivement composée de lait pendant les dix premiers jours ; de potages aux légumes passés, de purées de légumes, de pâtes alimentaires, de fruits cuits pendant les trois semaines suivantes ; puis œufs, cervelles ; essayer les poissons cuits au court bouillon, et la viande quand tous les symptômes douloureux ont disparu. Si les hématémèses ou les méléenas persistent, et si le diagnostic d'Ulcère est certain, ne pas hésiter à provoquer une intervention chirurgicale (voir l'horaire de notre Polyclinique, p. 138).

GASTRO-ENTÉRITE AIGUÉ DES NOURRISSONS
ENTÉRITE CHRONIQUE ET ATHREPSIE

CAUSES. — La **Gastro-entérite aiguë** est surtout fréquente chez les enfants élevés au biberon ; elle est déterminée par les altérations du lait mal stérilisé, par la malpropreté du biberon et survient surtout pendant la saison chaude qui active les fermentations ; elle peut compliquer les troubles de la dentition (voir p. 60), ou être la conséquence d'un sevrage prématuré suivi d'une mauvaise alimentation. L'**Entérite chronique** résulte d'une mauvaise distribution des heures de repas avec excès d'alimentation. L'**Athrepsie** est la période terminale et souvent mortelle des Entérites chroniques graves.

SYMPTOMES. — **Entérite aiguë** : Soif, sécheresse et rougeur de la langue, fièvre (39 et même 40°) ; ballonnement du ventre qui est sensible à la pression ; coliques, diarrhée composée de selles d'abord liquides, muqueuses, jaunâtres, puis vertes ; leur réaction acide provoque l'excoriation de la peau des Fesses et des Bourses ; agitation, amaigrissement rapide, urines rares. **Entérite chronique** : abdomen flasque, distendu par les gaz, s'aplatissant quand l'enfant est couché sur le dos (ventre de batracien) ; le ventre paraît d'autant plus volumineux que l'enfant est amaigri ; les membres sont grêles, le thorax décharné. L'enfant refuse les aliments qu'on lui présente, et les vomit presque aussitôt, s'il les ingurgite ; le Foie est volumineux, le teint terreux, la diarrhée est fréquente, mais la constipation non exceptionnelle. **Athrepsie** : dernier degré de l'Entérite chronique, la peau est ridée, comme trop grande pour le corps, les yeux, enfoncés dans l'orbite, sont entourés d'un large cercle bleuâtre ; la peau est collée sur les os de la face, ce qui donne un aspect grimaçant à l'enfant, qui est d'une faiblesse extrême ; il pousse des cris tellement affaiblis qu'ils sont à peine perceptibles, la température est inférieure à la normale, les rares aliments qu'il peut absorber sont immédiatement vomis, la diarrhée est profuse.

TRAITEMENT. — **Gastro-entérite aiguë** : supprimer toute alimentation, ne donner à l'enfant pendant 24 ou 48 heures que de l'eau bouillie tiède, puis commencer à faire prendre du *bouillon de légumes* (voir p. 120), un demi-comprimé d'*Eol* (voir p. 118) comme antiseptique de l'intestin ; le matin, *lavement à l'Asa-fœtida et au Camphre* (voir p. 110). Ne revenir prudemment à l'alimentation lactée que quand la diarrhée a complètement cessé. **Entérite chronique** : même traitement au début, puis donner avant les trois repas principaux un quart de comprimé de *Lacéine* (voir p. 125), écrasé, dans une cuillerée d'eau bouillie. Régler minutieusement l'alimentation de l'enfant. Si les troubles intestinaux persistent, il ne faut pas hésiter à faire un *Auto-vaccin entéritique* (voir p. 134) qui est la médication spécifique de l'Entérite. **Athrepsie** : n'atteint généralement que les enfants élevés au biberon, et surtout ceux qui sont issus de parents tuberculeux ou syphilitiques. La seule planche de salut pour le petit malade est de le mettre au sein immédiatement. Injections hypodermiques d'Huile camphrée stérilisée (voir p. 114), matin et soir, pour soutenir le cœur et l'état général ; lavement quotidien à l'*Asa-fœtida* et au *Camphre* (voir p. 110).

ENTÉRITE AIGUË ET CHRONIQUE DE L'ADULTE
ENTÉRITE MUCO-MEMBRANEUSE

CAUSES. — **Entérite aiguë** : produite par un excès alimentaire, par l'ingestion de fruits verts, par un refroidissement brusque du ventre. **Entérite chronique** et **Entérite mucomembraneuse** : troubles dyspeptiques chroniques, vie sédentaire, constipation habituelle toujours compliquée d'une inflammation de la muqueuse intestinale causée par les microbes qui habitent normalement l'intestin du malade. L'entérite mucomembraneuse se produit toujours chez des personnes d'une nervosité maladive, particulièrement chez les Femmes.

SYMPTOMES. — **Entérite aiguë** : coliques, diarrhée ; **Entérite chronique** : abdomen douloureux, surtout sur le trajet du Côlon, constipation habituelle ou alternatives de diarrhée et de constipation ; troubles nerveux, insomnie, sensation de fatigue, surtout au réveil, amaigrissement. **Entérite mucomembraneuse** : selles accompagnées ou uniquement composées de glaires ou de fausses membranes ; très mauvais état général.

TRAITEMENT. — **Entérite aiguë** : diète liquide, bouillon de légumes (voir p. 120), prendre dès le début une demi-cuillerée à café de *Siosyl* (voir p. 133), renouveler au besoin 3 ou 4 fois cette dose dans la journée. **Entérite chronique** : Traitement des troubles dyspeptiques (voir dyspepsie p. 65). Le véritable traitement des entérites chroniques est le traitement vaccinal contre les irritations septiques produites par les microbes intestinaux ; pour cela, il faut préparer un *Auto-vaccin* (après étude de la flore microbienne de l'Intestin du malade) et non pas faire usage d'un Stock-vaccin toujours plus ou moins actif. Nous préparons ces vaccins dans nos laboratoires de la rue La Bruyère (voir p. 134).

APPENDICITE

CAUSES. — Résultat d'une infection microbienne des tuniques muqueuses et sous-muqueuses de l'Appendice. On a incriminé à tort l'introduction d'un corps étranger, d'une boulette de matière fécale dans la cavité appendiculaire ; à l'état normal, cette cavité est tout à fait virtuelle, rien n'y peut pénétrer : elle ne s'entr'ouvre et ne laisse pénétrer un corps étranger dans sa cavité que si un processus morbide l'a préalablement rendue béante. La cause la plus fréquente, mais non la seule, de l'Appendicite est la pénétration de Vers intestinaux filiformes (Oxyures, Trichocéphales), qui, grâce à leur mobilité, s'insinuent dans l'Appendice et piquent la muqueuse pour aller puiser leur nourriture dans les capillaires sanguins qui se trouvent au-dessous ; par les plaies microscopiques ainsi produites, les microbes pathogènes s'infiltrent dans la sous-muqueuse et y déterminent un processus inflammatoire plus ou moins grave.

SYMPTOMES. — Pendant la période aiguë, douleurs très vives dans la fosse iliaque droite, à moitié d'une ligne qui relie l'ombilic à l'épine iliaque antéro-supérieure (Point de Mac Burney) ; nausées, vomissements ; température élevée (38° 5 à 39° 5) : au niveau du point douloureux une palpation prudente révèle le plus souvent la présence d'une tuméfaction profonde, mal limitée ; constipation opiniâtre. Dans la forme chronique, la douleur n'est souvent perceptible que par la palpation ; une marche fatigante prolongée peut la faire apparaître ; constipation chronique opiniâtre, troubles dyspeptiques chroniques, mauvais état général persistant, anémie, amaigrissement. Dans l'Appendicite aiguë ou chronique, il faut toujours redouter une perforation qui peut amener une Péritonite mortelle.

TRAITEMENT. — *Crise aiguë* : Immobilité absolue au lit ; diète d'abord purement hydrique, puis lactée (donner les boissons par cuillerées à soupe toutes les 2 heures, puis toutes les heures) quand les douleurs sont presque entièrement calmées, et quand la température est redevenue normale, augmenter la dose de lait : 3/4 de litre, 1 litre, puis 1 litre 1/2 par 24 heures. Appliquer en permanence sur la région douloureuse, une vessie en caoutchouc remplie de petits morceaux de glace, qu'on renouvelle chaque fois qu'ils sont fondus ; avoir toujours soin d'interposer une flanelle épaisse entre la peau et la vessie pour éviter les brûlures de la peau. Au bout de 5 à 6 jours, quand les symptômes aigus sont calmés, donner une légère purgation avec 15 à 20 grammes d'*Huile de Ricin* (voir p. 128). Au bout de 4 à 6 semaines, quand tout symptôme inflammatoire a disparu, consulter un chirurgien et lui faire pratiquer l'ablation de l'Appendice malade (consulter l'horaire de notre Polyclinique p. 138) ; car une première crise est très souvent suivie par une seconde qui peut mettre la vie du malade en danger. L'opération de l'Appendicite faite à froid ne cause *jamais d'accident*. L'opération faite à chaud est toujours beaucoup plus grave, mais c'est souvent la seule chance de sauver un malade qui serait irrémédiablement perdu sans l'opération.

DYSENTERIES

CAUSES. — Les Dysenteries que l'on rencontre en France surtout au cours de la saison chaude sont des entérites aiguës causées par divers microbes pathogènes, parmi lesquels on a distingué le bacille de Shiga, mais qui est loin d'être le seul ; ces dysenteries, en général bénignes, ne sont à proprement parler que des formes sévères d'*Entérite aiguë*, provoquées par des écarts alimentaires. Toutes autres sont les Dysenteries des pays chauds ; celles-ci sont souvent aussi d'origine microbienne, d'autres fois elles ont une cause parasitaire qui est principalement l'Amibe dysentérique ; cette dernière forme est très grave, extrêmement tenace ; le parasite produit des ulcérations redoutables de la muqueuse rectale, il se propage souvent jusque dans les canalicules biliaires du foie en remontant le canal cholédoque et détermine des **Abcès au foie**.

SYMPTOMES. — Dans la Dysenterie, les selles sont toujours nombreuses ; elles commencent par être muqueuses et glaireuses, mais elles ne tardent pas à revêtir leur caractère propre qui est d'être sanguinolentes et de tenir en suspension des débris membraniformes causés par la desquamation de la muqueuse de l'intestin ; on les a comparés à de la *raclure de chair*. Ces selles s'accompagnent toujours d'épreintes douloureuses qui déterminent du *ténesme* au moment où elles sont expulsées. En dehors de ces douleurs de défécation, le malade éprouve aussi des douleurs abdominales spontanées. L'état du malade atteint de Dysenterie chronique est toujours mauvais ; il maigrit progressivement, son appétit est très diminué, il est très anémié, ses traits sont tirés, il ressent une grave dépression physique, etc.

TRAITEMENT. — On a beaucoup préconisé, depuis quelques années, le traitement des Dysenteries amibiennes par l'Émétine, ce traitement est illusoire, car s'il diminue momentanément et pour très peu de temps le nombre des selles, il n'arrête nullement l'évolution et l'aggravation de la maladie. La médication préconisée par F.-V. RASPAIL est autrement efficace, elle a fait ses preuves depuis plus de 60 ans ; nous sommes encore parvenus à renforcer son efficacité en ajoutant à la formule, qu'il avait donnée de sa Liqueur non sucrée, deux plantes nouvelles qui ont quadruplé ses propriétés antidiarrhéiques et antiparasitaires

Prendre, dès l'apparition de la maladie, 4 demi-cuillerées à café par jour de *Stosyl* (voir p. 133) avaler, 3 fois par jour 1 ou 2 *Dosals de grenadier* (voir p. 119); et prendre matin et soir un lavement de 2 à 300 grammes d'eau bouillie tiède dans laquelle on aura fait dissoudre de l'*Asa fœtida* et du *Camphre en poudre* délayés dans un jaune d'œuf (voir p. 115).

CONSTIPATION

CAUSES. — La **Constipation** n'est pas une maladie, c'est un symptôme, mais un symptôme extrêmement fréquent. Elle peut être causée par une alimentation échauffante, trop carnée, par une vie trop sédentaire ; elle est la conséquence de troubles entéritiques avec paresse intestinale et diminution de la contractilité intestinale, d'une inflammation chronique de l'intestin causée par la flore microbienne qui l'habite ; elle est habituelle dans l'Appendicite chronique, dans certains troubles de la sécrétion biliaire ; elle est fréquente au cours de la grossesse ; c'est un symptôme de certaines maladies (Saturnisme, Méningites, etc.) ; elle peut enfin résulter d'une paralysie de l'intestin (Tabès, etc.).

SYMPTOMES. — La constipation habituelle ne produit souvent que des symptômes très peu marqués, émission tous les 3 ou 4 jours de matières dures, légers troubles d'appétit; d'autres fois, elle détermine des céphalées violentes, des migraines, un état de nervosité très marqué, des bouffées de chaleur, des étourdissements, de l'insomnie, une sensation de tension douloureuse de l'abdomen.

TRAITEMENT. — Combattre la cause déterminante de la constipation si on la connaît : sédentarité, mauvaise alimentation, intoxication saturnine, etc. ; s'il y a atonie intestinale, massage de l'intestin, électricité. Dans le cas d'Appendicite chronique, ablation chirurgicale de l'Appendice malade ; traitement des troubles hépatiques, gastriques, entéritiques.

Mais ce qu'il importe concurremment, c'est de réhabituer l'intestin à fonctionner régulièrement : en prenant des laxatifs (voir Lianol, p. 125) qui l'obligent à se vider; prendre l'habitude de débarrasser l'intestin de son contenu tous les jours *à la même heure* ; stimuler par tous les moyens, les contractions de la musculature de l'intestin : gymnastique de chambre, exercice au grand air ; le matin au lever, hydrothérapie froide suivie d'une friction au gant de crin arrosé d'un filet d'*Alcool camphré* (voir p. 114). Enfin, un traitement qui m'a donné d'excellents résultats depuis de nombreuses années, c'est l'injection d'un auto-vaccin entéritique que nous préparons dans nos laboratoires de la rue La Bruyère (voir p. 134).

Maladies
des organes génito-urinaires

Les organes génito-urinaires présentent des dispositions différentes dans les deux sexes.

Chez l'Homme, l'appareil urinaire se compose des deux Reins, des deux Uretères qui conduisent l'urine sécrétée par ceux-ci dans la Vessie, réservoir où s'accumule l'urine jusqu'à la miction, et de l'Urètre qui conduit l'urine à l'extérieur pendant cette dernière.

L'appareil génital est formé par les deux Testicules, par les deux Cordons spermatiques, qui conduisent le sperme élaboré par les Testicules dans deux réservoirs accolés au Rectum, les Vésicules séminales ; au moment de l'éjaculation, le sperme est chassé des Vésicules, il traverse une glande, la Prostate, dont l'orifice débouche dans l'Urètre presque immédiatement au-dessous de la Vessie.

Chez la Femme, les deux appareils sont séparés : l'appareil urinaire a la même disposition que chez l'Homme ; seul l'Urètre est beaucoup plus court. L'appareil génital comprend deux glandes, les Ovaires, et deux Trompes qui relient les Ovaires à l'Utérus. Ce dernier débouche dans le Vagin, dont l'orifice extérieur est la Vulve.

MALADIES DES ORGANES GÉNITO-URINAIRES
DE L'HOMME
BLENNORRHAGIE — CHAUDE PISSE

CAUSES. — La Blennorrhagie est une maladie essentiellement contagieuse, qui se contracte au moment des rapports sexuels ; elle est causée par un microbe spécial, le Gonocoque.

SYMPTOMES. — Après une période d'incubation de deux à douze jours, la maladie commence par un léger chatouillement dans le canal de l'Urètre, d'abord localisé près de l'entrée dans la fosse naviculaire ; peu après, lorsqu'on presse le canal d'arrière en avant, on fait sourdre une goutte liquide d'abord séreuse, opaline, qui ne tarde pas à devenir franchement purulente; au bout de 48 heures, l'écoulement commence à être abondant, verdâtre. Le canal est douloureux à la pression, le méat urinaire est rouge et tuméfié. La miction de l'urine, les érections déterminent des douleurs très vives, souvent atroces. Les choses restent en l'état environ trois semaines, puis les symptômes diminuent plus ou moins rapidement.

Chez la Femme, la Blennorrhagie aiguë ne provoque pas, en général, des symptômes aussi douloureux, car elle reste souvent localisée au Vagin et au Col utérin ; le canal de l'Urètre demeurant souvent indemne (voir *Infections génitales*, p. 80).

PROPHYLAXIE. — On a longtemps désespéré de découvrir des mesures prophylactiques efficaces contre la Blennorrhagie ; nous sommes parvenus à trouver un procédé, qui donne des résultats infaillibles, s'il est convenablement appliqué. Voici en quoi il consiste :

Ausssitôt après un rapport suspect, uriner avec force et faire une toilette soignée de tous les organes génitaux externes avec de l'eau et du savon. Avoir soin d'avoir toujours à sa disposition un étui de *Gonofix*. Dès que la toilette intime est terminée, prendre un des tubes métalliques, qui contient le crayon de Gonofix, le saisir par le bouchon métallique entre le pouce et l'index de la main gauche, prendre entre les mêmes doigts de la main droite l'autre extrémité du tube qui est aplatie, enlever alors le bouchon métallique en se gardant soigneusement de toucher à la partie renflée du tube, puis écraser progressivement l'extrémité que tiennent le pouce et l'index droits de manière à faire sortir du tube le crayon médicamenteux ; lorsque celui-ci est sorti d'environ un centimètre, saisir la Verge de la main gauche et introduire la partie du crayon déjà sortie dans le Méat, puis continuer à le chasser dans le Canal en continuant à écraser progressivement le tube entre le pouce et l'index ; de cette manière, le crayon pénètre facilement en totalité dans le Canal sans avoir été aucunement souillé par le contact des doigts qui n'ont pas eu à le toucher un seul instant et sans avoir été ramolli par la chaleur. Quand le crayon de *Gonofix* a pénétré en totalité dans l'Urètre, on rabat la Verge *verticalement* sur le ventre et on la maintient solidement dans cette position à l'aide du linge de corps étroitement ramené sur elle. Cette mesure prophylactique si simple à opérer, d'une manière absolument invisible pour l'entourage, a une efficacité certaine, car les Gonocoques restent absolument cantonnés, pendant les premières heures qui suivent la contamination, dans la partie qui fait immédiatement suite au Méat, c'est-à-dire dans la Fosse naviculaire ; l'antiseptique énergique contenu dans le *Gonofix* les y tue avec une extrême facilité.

TRAITEMENT. — Lorsque la Blennorrhagie est déclarée, beaucoup de malades, un peu embarrassés pour avouer cet accident, pourtant, hélas ! bien banal, se soumettent aux traitements les plus hasardeux et souvent les plus bizarres indiqués par des âmes charitables incompétentes ; ils préparent ainsi des complications redoutables : Blennorrhée ou Goutte militaire, Rétrécissements, Prostatites, etc.

Il n'y a que deux traitements réellement efficaces ; le premier pratiqué par un médecin compétent dans son cabinet et répété quotidiennement : c'est le traitement par les grands lavages, que nous pratiquons dans notre Polyclinique (voir l'Horaire,

p. 138) concurremment avec le suivant. L'autre pratiqué par les malades eux-mêmes qui ne peuvent venir chaque jour chez le médecin. Il consiste à faire matin et soir une toilette soignée des organes génitaux externes à l'eau savonneuse (après s'être préalablement lavé et brossé les mains avec du savon), puis à uriner et à introduire dans le Canal un crayon de *Gonofage* en observant les indications que nous venons de donner pour l'emploi du *Gonofix*. Cette méthode est supérieure à toutes les injections possibles, car, si l'on a soin de bien maintenir la Verge verticale, le *Gonofage* fond lentement dans le Canal, il y diffuse ses éléments antiseptiques qui restent en contact pendant plusieurs heures avec les muqueuses contaminées par le Gonocoque, jusqu'à la prochaine miction qui doit être retardée aussi longtemps que possible.

Après chaque traitement, avoir soin de se savonner et de se brosser très minutieusement les mains et de ne pas les porter à ses yeux, car la muqueuse conjonctivale est très sensible aux atteintes du Gonocoque, qui peut déterminer une *Ophtalmie purulente*, susceptible de détruire l'œil.

RÉGIME. — Tant que dure la maladie, il faut s'abstenir de boire du vin, du café, des apéritifs, des liqueurs alcooliques ; éviter les mets épicés, excitants, les salaisons, le gibier, etc.

BLENNORRHÉE — GOUTTE MILITAIRE
RÉTRÉCISSEMENTS

CAUSES. — La Blennorrhée est le passage de la forme aiguë de la Blennorrhagie à la forme chronique. C'est le résultat d'une complication, qui est presque toujours due à un Rétrécissement du canal de l'urètre, plus rarement à une Prostatite chronique ou à une infection glandulaire du canal.

SYMPTOMES. — L'écoulement blennorrhagique, au lieu de cesser complètement après le temps d'évolution normale de la maladie, diminue considérablement, mais persiste, surtout sous la forme d'une goutte matinale, qui apparaît au réveil.

TRAITEMENT. — Les traitements de cette forme que le malade peut appliquer lui-même sont inefficaces. Il est nécessaire qu'il se mette dans les mains d'un médecin consciencieux et compétent qui applique le traitement spécifique de la lésion chronique déterminante de la maladie (rétrécissement, infection glandulaire, prostatite, etc.). Nous avons un Service spécial dans notre Polyclinique (voir l'Horaire, p. 138) pour ce genre de maladie.

ORCHITE

CAUSES. — L'Orchite est l'inflammation septique de la glande testiculaire. Dans l'immense majorité des cas, c'est le Gonocoque qui en est la cause : l'Orchite peut survenir au cours d'une Blennorrhagie aiguë à la suite d'une faute de traitement, d'un écart de régime, d'une fatigue, ou encore pendant l'évolution d'une Blennorrhée chronique. L'Orchite peut aussi être une complication des Oreillons (voir p. 134).

Symptomes. — Pendant l'évolution de l'infection gonococcique aiguë ou chronique, le malade ressent une pesanteur douloureuse dans les Bourses ; la douleur augmente rapidement de violence et on constate bientôt que l'un des Testicules enfle considérablement, sa consistance devient plus dure, la pression est très douloureuse, la douleur remonte le long du cordon jusque vers le ventre. Il y a de la fièvre, un état général mauvais. S'il y avait un écoulement urétral, il s'interrompt momentanément.

Complications. — Les complications éloignées possibles de l'Orchite sont l'Atrophie de la glande malade et, si les deux testicules ont été intéressés, les deux glandes peuvent s'atrophier et provoquer la stérilité.

Traitement. — Rester couché, soulever autant que possible les Bourses, en passant dessous une planchette ou un carton entouré d'ouate. Renouveler sans cesse sur la partie malade des compresses humides très chaudes. Calmer les douleurs en prenant quatre à six comprimés par 24 heures de *Tivanyl* (voir p. 133).

PROSTATITE AIGUË ET CHRONIQUE
HYPERTROPHIE DE LA PROSTATE

Causes. — La **Prostatite** aiguë est presque toujours une complication de la Blennorrhagie. La **Prostatite chronique** et l'**Hypertrophie de la prostate** sont les conséquences de la première.

Symptomes. — Gêne dans la miction, pesanteur douloureuse dans la région périnéale, gêne dans la défécation. Ces symptômes assez vagues doivent être confirmés par le toucher rectal qui fait connaître l'état exact de la glande ; celle-ci peut être simplement augmentée de volume, un peu irrégulière, douloureuse à la pression, *Prostatite simple* ; ou être le siège d'un *Abcès*, alors la glande est très grosse, très douloureuse, lisse, molle.

L'Hypertrophie sénile de la Prostate amène des troubles progressifs dans l'émission des urines. Le début de la miction est retardé, le malade est souvent obligé de faire des efforts violents pour la provoquer ; le jet est aboli, l'urine tombe verticalement du Méat. La quantité d'urine émise à chaque miction est très petite, les besoins d'uriner sont très rapprochés, impérieux, ils forcent le malade à se relever plusieurs fois au cours de la nuit.

TRAITEMENT. — Doit être confié à un médecin (voir l'Horaire de notre Polyclinique, p. 138). Dans la forme simple, il consistera en massages et en petits lavements de 2 à 300 grammes d'eau bouillie très chaude, que le malade prendra matin et soir et qu'il gardera. Lorsqu'un abcès s'est formé, s'il n'y a pas d'accidents généraux, on peut laisser cet abcès s'ouvrir naturellement dans le Rectum; dans le cas contraire, le médecin devra l'ouvrir au bistouri. On doit toujours soigner la cause urétrale de la Prostatite.

L'Hypertrophie sénile de la Prostate demande à être très surveillée par le médecin. Si les urines sont claires, non infectées, à réaction acide, si les mictions se font sans trop de difficultés, on pourra temporiser. Si, au contraire, les urines sont troubles, purulentes, mal odorantes, à réaction alcaline, c'est que la Vessie est déjà infectée ; il faut alors faire des lavages antiseptiques et au besoin supprimer l'obstacle prostatique par une opération.

SYPHILIS — CHANCRE INDURÉ

CAUSES. — La **Syphilis** est une maladie très contagieuse, à évolution essentiellement chronique, susceptible de provoquer des accidents éloignés très redoutables après de longues années de rémission. L'agent causal est un animal microscopique de l'ordre des Flagellés, le *Tréponème pâle*. Le **Chancre induré** est la lésion initiale de la maladie, qui se contracte presque toujours au cours des rapports sexuels, mais qui peut aussi résulter d'une contamination extragénitale et purement accidentelle.

SYMPTOMES. — Débute toujours par un *Chancre*, presque toujours situé au niveau des organes génitaux, plus rarement à la Lèvre, exceptionnellement sur d'autres parties du corps; c'est une ulcération, généralement unique, arrondie, régulière, à bords ni décollés, ni déchiquetés, qui repose sur des tissus indurés et épaissis ; les ganglions correspondants des aines ou du cou sont toujours hypertrophiés et indurés ; ils sont toujours multiples. Son évolution dure plusieurs semaines. 45 à 70 jours après l'apparition du Chancre, on voit survenir une éruption de petites taches rosées (Roséole) qui envahit tout le corps, mais respecte en général la figure ; en vieillissant, ces taches prennent une apparence cuivrée. En même temps le Larynx est le siège d'une inflammation catarrhale, la voix devient rauque, des érosions superficielles de teinte blanchâtre, opaline (plaques muqueuses), apparaissent sur la muqueuse des Lèvres, de la Langue, des Joues, de l'Amygdale, des organes ano-génitaux. Après ces accidents secondaires, souvent plusieurs années seulement après, apparaissent les accidents tertiaires si la maladie n'a pas été ou a été mal soignée. Ce sont des gommes, des lésions artérielles qui peuvent altérer les fonctions des organes les plus divers : Cerveau (Hémiplégie, Atrophie du Nerf optique, etc.), Système circulatoire (Endocardite, Angine de poitrine, Aortite, Lésions rénales, etc.) ; ce sont aussi des manifestations cutanées : éruptions polymorphes.

COMPLICATIONS NERVEUSES : très éloignées, dites *parasyphilitiques ; cérébrales* : Paralysie générale ; *médullaires* : Tabès ou Ataxie locomotrice.

TRAITEMENT. — Nous ne saurions trop mettre en garde les malades contre les traitements par pilules et par sirops qui sont quelquefois capables d'éviter les manifestations apparentes de la maladie, mais incapables d'en arrêter complètement l'évolution et qui, souvent, conduisent aux si graves lésions viscérales tertiaires ou aux accidents parasyphilitiques.

Seuls les traitements modernes par injections, et surtout par injections intra-veineuses du Novarsenobenzol et des préparations similaires, sont réellement efficaces. Ils doivent être pratiqués par un médecin spécialisé (voir l'Horaire de notre Polyclinique, p. 138).

Il est très important de rappeler au malade que, au moment de l'apparition du Chancre et pendant les quelques jours qui suivent, la maladie reste absolument localisée à son point d'inoculation, avant d'envahir tout l'organisme. A ce moment, il est facile de faire un diagnostic absolument certain par l'examen, à l'ultramicroscope, des sécrétions du Chancre et le traitement, s'il est commencé aussitôt, peut stériliser totalement, rapidement et définitivement, le malade. Plus tard, quand la maladie s'est généralisée, on peut faire le diagnostic par l'examen du sang suivant la méthode de Bordet-Wassermann, mais la guérison définitive est beaucoup plus difficile.

Il faut aussi rappeler aux malades que cette maladie, insuffisamment soignée et mal guérie, peut non seulement provoquer chez eux des lésions organiques redoutables, mais encore se transmettre à leurs enfants sous forme de *Syphilis héréditaire*, ou, si elle a été suffisamment atténuée par un traitement incomplet, elle peut déterminer, chez ces malheureux petits êtres, une débilité congénitale ou des tares organiques dont ils souffriront toute leur vie. La Syphilis, imparfaitement guérie, peut aussi se transmettre, au moment du mariage, par le malade à son conjoint.

CYSTITES AIGUES ET CHRONIQUES

CAUSES. — La Cystite est une inflammation septique de la muqueuse vésicale. Elle est produite par le Gonocoque au cours d'une Blennorrhagie, par le Bacille tuberculeux à la suite d'une infection tuberculeuse du Rein ; elle est aussi la conséquence d'un obstacle au libre écoulement des urines par l'Urètre, produit, soit par un rétrécissement très serré de l'Urètre soit par une volumineuse hypertrophie de la Prostate ; elle peut enfin résulter d'une infection propagée par des sondages répétés, et faits sans les précautions antiseptiques indispensables, par la présence d'un Calcul dans la Vessie, elle est aussi quelquefois produite par l'invasion de la Vessie par certains microbes intestinaux, etc.

Symptomes. — Quelle que soit la cause de la Cystite, on trouve toujours un certain nombre de symptômes communs ; ce sont : la douleur qui précède, accompagne ou suit la miction ; la fréquence des mictions qui peuvent être répétées toutes les heures et même toutes les demi-heures ; les besoins impérieux d'uriner qui demandent à être satisfaits immédiatement, le peu d'abondance de l'urine émise chaque fois, dont la quantité peut n'être que de quelques gouttes. Il importe de faire le diagnostic de la cause initiale, car le traitement diffère suivant cette cause.

Traitement. — Doit toujours être pratiqué par un médecin. La Cystite blennorrhagique, celle des rétrécis et des prostatiques doit être soignée par les lavages ou des instillations de sels d'argent : nitrate d'argent, Argyrol, etc. Il faut traiter la cause de la Cystite en même temps que l'infection.

La Cystite tuberculeuse demande un traitement local différent et un traitement général (voir les heures de notre Polyclinique, p. 138).

NÉPHRITES AIGUËS

Causes. — L'inflammation aiguë du parenchyme rénal se produit généralement au cours des maladies infectieuses : Scarlatine, Angine dyphtérique, Fièvre typhoïde, suites de couches pathologiques, etc., elle peut encore être la conséquence d'une intoxication : Cantharides et applications de Vésicatoires, Phosphore, Mercure, etc. Le froid peut en faciliter l'éclosion.

Symptomes. — Le début en est en général insidieux : les urines diminuent de volume, elles sont de couleur foncée. A l'analyse, elles laissent voir la présence d'une plus ou moins grande quantité d'Albumine et une diminution très marquée du taux de l'urée. En même temps, la figure est bouffie, surtout au réveil, les pieds et les chevilles sont enflés, le malade présente un état anémique et blafard, il a des céphalées, plus rarement des nausées et des vomissements ; l'appétit est nul, la langue chargée, il y a quelquefois de la dyspnée. La maladie évolue en quelques jours ; les symptômes s'amendent et l'albumine disparaît des urines, ou la maladie passe à l'état chronique.

Traitement. — Régime lacté absolu ; larges *cataplasmes de farine de lin arrosés d'eau sédative* (voir p. 116) sur les Reins deux à trois fois par jour ; repos au lit dans une chambre bien chauffée.

NÉPHRITE CHRONIQUE — MAL DE BRIGHT
ALBUMINURIE

Causes. — Consécutives, comme je viens de le dire, à une Néphrite aiguë, ou à une intoxication chronique : Alcoolisme, Saturnisme, Artério-sclérose, Syphilis, Goutte.

Symptomes. — Au début et pendant longtemps, le malade présente une tension artérielle exagérée qui se constate par des appareils spéciaux (Oscillomètre de Pachon, etc.) ; une oppression très légère qui augmente au moindre effort (course, ascension d'un escalier, soulèvement d'un objet pesant) ; puis une accélération constante des battements du cœur, des râles sous crépitants aux bases des deux poumons, une sensation de lassitude constante. Au début de la maladie, la quantité d'urines émises par 24 heures est augmentée ; les urines sont pâles, de faible densité 1012 au lieu de 1020 ; à la longue leur quantité devient inférieure à la normale. On y constate la présence de l'Albumine et une diminution de l'Urée ; l'urine contient des *Cylindres* que décèle le microscope. Les artères durcissent peu à peu, le cœur s'hypertrophie, le second bruit devient claqué, on observe un bruit de galop, les œdèmes des chevilles puis des pieds et des mollets apparaissent à la fin de la journée et augmentent progressivement et finissent par devenir permanents. A la fin, la tension artérielle tombe au-dessous de la normale, les crises d'Asystolie apparaissent.

Traitement. — Surtout hygiénique : éviter les refroidissements, la fatigue, la vie très active ; matin et soir, frictions au gant de crin arrosé d'un filet *d'alcool camphré* (voir p. 114) sur le corps et les membres ; au début, soumettre le malade pendant quinze à vingt jours au régime lacté absolu, en dosant fréquemment la quantité d'albumine urinaire ; puis essayer de lui donner une nourriture lacto-végétarienne très peu salée ; si cette alimentation est bien tolérée, si elle ne fait pas remonter le taux de l'albumine, on essaiera un peu de viande, ou de poisson de rivière, un œuf, en surveillant toujours la quantité d'albumine. Le gibier, les viandes faisandées, les conserves, la charcuterie, les fromages, l'alcool sous toutes les formes (cidre, bière, vin, etc.) seront toujours défendus ; les légumes et les fruits formeront la base de la nourriture.

Comme traitement médical, Iodure (voir p. 124) à petites doses, longtemps répétées, mais avec des périodes de repos ; et alternées avec des pilules d'*Alliol* (voir p. 103) qui abaissent la tension artérielle.

MALADIES
DE L'APPAREIL GÉNITAL DE LA FEMME
INFECTIONS GÉNITALES — VULVO-VAGINITES
MÉTRITES — PERTES BLANCHES — SALPINGITES

CAUSES. — La disposition particulière des organes génitaux féminins fait qu'une infection reste rarement localisée à un seul segment de l'appareil. L'infection vulvo-vaginale a toujours tendance à se propager à la muqueuse du Col utérin, au niveau duquel elle peut se fixer et s'arrêter ; dans d'autres cas, elle gagne le Corps de l'Utérus et la muqueuse des Trompes.

Dans la grande majorité des cas, l'infection vagino-utérine est causée par le Gonocoque (voir Blennorrhagie, p. 72), plus rarement elle peut être déterminée par le Streptocoque (suites de couches pathologiques), par le Staphylocoque, par le Colibacille.

Vulvo-vaginite des petites filles. — Il convient d'attirer tout spécialement l'attention sur cette affection enfantine très fréquente. La transmission du Gonocoque est loin de se faire exclusivement au cours des rapports sexuels, elle est souvent aussi accidentelle. Tout linge, tout objet de toilette intime (éponge, etc.) souillé par une trace de pus gonococcique, (pertes blanches colorées en jaune verdâtre ou autres) et mis en contact avec la muqueuse vulvaire d'une enfant ou d'une jeune fille bien portante est capable de les contaminer. Aussi, doit-on, dès le premier âge, protéger attentivement les organes génitaux externes de la fillette contre toute cause de contagion possible. Avant de procéder à sa toilette intime, il faut se savonner et se brosser soigneusement les mains et les ongles, et n'employer jamais que des linges, des objets absolument réservés à l'enfant. Il est bon aussi de toujours remplacer l'éponge par un tampon de coton hydrophile que l'on brûle aussitôt après s'en être servi. Il ne faut jamais laisser la fillette coucher dans un même lit avec une grande personne ou une autre compagne. Les sièges des cabinets publics sont souvent aussi des agents de transmission de la maladie.

SYMPTOMES. — La Vulvo-vaginite est caractérisée au début par une rougeur et un gonflement des grandes et petites Lèvres et de la région urétrale ; souvent, chez les adultes, les glandes de Bartholin, situées dans les grandes Lèvres, participent à l'infection et peuvent devenir le siège d'un abcès ; la rougeur et l'inflammation se prolongent sur toute la muqueuse vaginale. Les parties malades sont le siège de démangeaisons, de cuissons très pénibles : il s'en écoule un liquide purulent, laiteux, jaunâtre. Il y a également une sensation de pesanteur au niveau de la région périnéale. Quand la période aiguë est passée, les symptômes s'amendent, l'écoulement devient moins abondant, mais l'infection peut rester très longtemps localisée au niveau des glandes de Bartholin.

Dans la **Métrite** et la **Salpingite**, on ressent une pesanteur douloureuse, dans le bas-ventre ; les douleurs peuvent s'irradier dans les régions inguinales et lombaires ; elles sont exaspérées par la marche, la station debout. Il y a un écoulement leucorrhéique (Pertes blanches) abondant blanc ou blanc jaunâtre, qui empèse le linge. Dans les formes chroniques, on observe souvent des troubles de la menstruation : règles douloureuses (Dysménorrhée), règles plus fréquentes que normalement, extrêmement abondantes (Ménorragies), etc. L'état général est altéré : troubles dyspeptiques, anémie, nervosité, neurasthénie, palpitations, faiblesse générale, amaigrissement, teint terreux, yeux constamment cernés de bistre.

TRAITEMENT. — Dans la période aiguë, repos au lit. Cataplasmes ou compresses trempées dans de l'eau chaude maintenus constamment sur le ventre. Donner avec précaution des injections à 37-40°, faites avec une décoction *d'eau de Guimauve et de Pavot* (voir p. 122), dans laquelle on fera dissoudre deux tablettes d'*Orianine* (voir p. 127) alternées avec des injections d'*Eau Quadruple* (voir p. 118). Quand la période aiguë est passée, il faut faire un traitement plus énergique, variable selon les localisations de la maladie et consistant en des applications de tampons vaginaux, en cautérisations intracervicales, etc. ; toutes ces petites interventions doivent être faites par un médecin (voir l'Horaire de notre Polyclinique, p. 138).

FIBROMES DE L'UTÉRUS

CAUSES. — La genèse des **Fibromes** de l'Utérus est mal connue ; on sait seulement que cette affection est particulièrement fréquente chez les femmes qui sont demeurées **stériles** ou qui ont eu très peu d'enfants.

SYMPTOMES. — Les Fibromes de petites dimensions restent souvent insoupçonnés. D'autres fois, ils provoquent des pertes sanguines plus ou moins abondantes, qui se produisent au moment des règles (Ménorragies) ou en dehors des règles (Métrorragies) ; souvent aussi, le Fibrome détermine un écoulement leucorrhéique (pertes blanches) ; quand ces tumeurs deviennent très volumineuses, elles provoquent des tiraillements douloureux, des sensations de pesanteur et des compressions des organes abdominaux. La palpation bimanuelle de l'Utérus fait reconnaître leur volume et leur situation.

TRAITEMENT. — Depuis quelques années, le traitement de choix est la radiothérapie. L'intervention chirurgicale doit être réservée pour les tumeurs extrêmement volumineuses.

TROUBLES DE LA MÉNOPAUSE—AGE CRITIQUE RETOUR D'AGE

CAUSES. — Sous le nom de **Ménopause**, d'**Age critique**, de **Retour d'Age**, on désigne une période plus ou moins longue pendant laquelle la Femme voit ses règles devenir moins abondantes, irrégulières, pour finir par disparaître complètement. Cette transformation est *absolument physiologique* et s'opère souvent sans provoquer le moindre trouble, ou seulement des troubles insignifiants ; aussi est-il parfaitement inutile de se gorger à ce moment d'un tas de préparations absolument inefficaces et soi-disant destinées à *placer le sang*. S'il se produit des *Troubles de la ménopause*, ce sont des symptômes pathologiques qui sont, eux, mais eux seulement, justiciables d'un traitement approprié.

SYMPTOMES. — Les **Troubles de la ménopause** les plus fréquents sont : les *Ménorragies* et les *Métrorragies* utérines ; elles sont souvent causées par l'existence d'un Fibrome (voir l'article précédent). On peut aussi rencontrer des *Hémorroïdes* (voir p. 45), des troubles de la nutrition : obésité progressive ; des troubles nerveux consistant en vertiges, palpitations, étouffements, bouffées de chaleur, etc.) résultant de la suppression de la fonction ovarienne ; ils disparaissent naturellement au bout de plusieurs mois.

TRAITEMENT. — Les ménorragies et les métrorragies seront traitées par le repos absolu au lit et les injections répétées d'eau bouillie très chaude (45°) ou mieux d'*Eau Quadruple* (voir p. 118) et, si elles résistent à ce traitement, par la Radiothérapie. Contre les troubles nerveux et l'obésité, on prescrira une hygiène appropriée. Tous les matins, affusion avec un seau d'eau tiède sur tout le corps, suivie d'une friction générale au gant de crin arrosé d'un filet d'*Alcool camphré* (voir p. 114), *Bains sédatifs tièdes* (voir p. 115), deux fois par semaine ; alimentation légère, surtout végétarienne, peu de viande, très peu de vin, pas d'alcools. Exercice quotidien au grand air pendant une heure et demie ou deux heures. Comme médication, prendre des poudres opothérapiques d'Ovaire, de Thyroïde (voir p. 127), alternées avec l'*Iodure de potassium* (voir p. 124). S'il y a de l'hypertension artérielle, constatée à l'aide de l'Oscillomètre de Pachon ou des instruments analogues, alterner l'usage de l'*Iodure* et des pilules d'*Alliol* (voir p. 103), par périodes de 15 jours.

Maladies de la nutrition

Sous cette dénomination générale, nous avons réuni un certain nombre de maladies qui n'ont entre elles aucun lien étroit, mais qui, cependant, présentent ce caractère commun d'être toujours sous la dépendance de troubles de la nutrition cellulaire et de présenter des altérations, soit de certains tissus organiques, soit de certains liquides de l'économie, soit des troubles de fonctionnement de certains organes glandulaires.

Dans ce groupe : les *Troubles de croissance*, les *Anémies*, la *Chlorose*, le *Diabète*, les *Arthrites chroniques* ou *Rhumatismes chroniques*, l'*Artério-sclérose*.

TROUBLES DE CROISSANCE — RACHITISME

CAUSES. — La croissance de l'Homme commence le jour de la naissance et se poursuit jusque vers l'âge de 25 ans. Elle est surtout active dans la première enfance et de 13 à 18 ans.

Le **Rachitisme** apparaît généralement à la fin de la première enfance. Les enfants issus de parents syphilitiques ou même tuberculeux y sont particulièrement prédisposés ; la cause déterminante est une alimentation défectueuse provoquant des troubles digestifs et secondairement des troubles de la nutrition. Les **Troubles de croissance** de la seconde enfance se produisent souvent chez les enfants de tempérament lymphatique, lorsque la croissance devient trop rapide et amène des perturbations profondes dans la nutrition.

SYMPTOMES. — **Rachitisme** : Troubles gastro-intestinaux, diarrhée acide, urines chargées en phosphates, douleurs osseuses qui rendent très pénible la station debout et arrachent des pleurs au petit malade. Persistance exagérée de larges fontanelles, retard considérable dans l'apparition des dents ; dents présentant des stries longitudinales ou horizontales, à extrémité libre échancrée en croissant ; courbure exagérée de la colonne vertébrale ; thorax étranglé en son milieu et très évasé vers le ventre ; au niveau de l'union des côtes et des cartilages costaux de chaque côté du Sternum (Bréchet) on voit et on sent des saillies noueuses *(Chapelet rachitique)* ; renflements très marqués des os des membres au voisinage des articulations ; courbures anormales des os et des jambes et des cuisses *(jambes en manches de veste)* qui donnent à l'enfant une démarche de canard.

Troubles de croissance de la puberté. — Ici les modifications de la forme du squelette sont surtout caractérisées par des altérations dans la courbure de la Colonne vertébrale, (Cyphose, Lordose) ; ce sont les troubles fonctionnels qui dominent anémie profonde, fatigue générale, céphalée, troubles dyspeptiques, constipation, amaigrissement.

TRAITEMENT. — **Rachitisme** . Régler minutieusement l'alimentation de l'enfant, combattre les troubles dyspeptiques (voir gastro-entérite, p. 67) ; donner à l'enfant pendant 10 jours matin et soir 1/4 de comprimé de *Robéral* (voir p. 131) et une cuillerée à café d'*Huile phosphorée* (voir p. 120), les 10 jours suivants, matin et soir, 1/4 de comprimé de *Reconstituant Julien Raspail* (voir p. 130), alterner ainsi de 10 en 10 jours. *Bains sédatifs* (voir p. 115), tous les 2 ou 3 jours, suivis d'une friction sur tout le corps avec un filet d'*Alcool camphré* (voir

p. 114) versé dans le creux de la main. Vie au grand air et à la campagne si c'est possible.

Troubles de croissance.— Combattre les troubles digestifs (voir Dyspepsie p. 65) ; alternez de 10 en 10 jours le *Robéral* (voir p. 131) et le *Reconstituant Julien Raspail* (voir p. 130). Tous les matins, affusion froide sur le corps suivie d'une friction générale au gant de crin arrosé d'un filet d'*Alcool camphré* (voir p. 114), *Bains sédatifs* (voir p. 115) 2 fois par semaine. Exercices physiques, vivre le plus possible au grand air.

S'il y a des déformations marquées de la colonne vertébrale, il est nécessaire de consulter un médecin spécialiste qui instituera un traitement approprié (voir l'Horaire de notre polyclinique p. 22), et au besoin orthopédique (voir *Appareils orthopédiques*, p. 110).

ANÉMIES — CHLOROSE

CAUSES. — Les **Anémies** se traduisent par une altération dans la composition du sang, qui porte sur la diminution considérable du nombre des globules rouges et sur la diminution de la proportion d'hémoglobine qu'ils contiennent. Elles peuvent être causées par une hémorragie très abondante ou par de petites Hémorragies répétées, produites par des Vers intestinaux (Ver solitaire, Ankylostome, Anémie des mineurs, etc., voir p. 96) ; par une maladie infectieuse grave (Grippe, Fièvre typhoïde, Pneumonie, Rhumatisme articulaire aigu, Paludisme, etc.) ; par des Intoxications (Oxyde de carbone), etc. L'Anémie peut être aussi un signe avant-coureur de la Tuberculose.

La **Chlorose** frappe surtout les jeunes filles à l'époque de la Puberté, se méfier toujours alors d'une Tuberculose latente possible.

SYMPTOMES. — **Anémies** : Pâleur de la peau, décoloration des muqueuses labiales, gingivales, etc., qui sont à peine rosées. Troubles nerveux (faiblesse générale, tendance aux évanouissements, céphalées, caractère irritable, etc.) ; troubles digestifs (manque d'appétit, appétit très capricieux, troubles dyspeptiques, constipation) ; abaissement de la pression artérielle, urines pâles, contenant une forte proportion d'urée et très peu de phosphates. **Chlorose** : Pâleur cireuse, translucide, parfois même verdâtre de la face. Mêmes symptômes que précédemment, mais souvent plus accentués, disparition des règles ; on observe aussi fréquemment une légère élévation fébrile de la température surtout dans la soirée.

TRAITEMENT. — Combattre les troubles dyspeptiques (voir p. 65). Alterner de 10 en 10 jours le *Robéral* (voir p. 131) et le *Reconstituant Julien Raspail* (voir p. 130). Tous les matins, au lever, affusion froide sur le corps, suivie d'une friction énergique au gant de crin arrosé d'un filet d'*Alcool camphré* (voir p. 114) ;

2 bains sédatifs (voir p. 115) par semaine ; exercices physiques au grand air, vie à la campagne, si possible repos. Il est excellent d'ajouter à ce traitement, quand il est possible de le faire, une prescription de RASPAIL qui consiste à boire un verre de sang (voir p. 128) recueilli à l'abattoir au moment où l'on tue une bête de boucherie. Cette médication opothérapique diffère de toutes les préparations que l'on a prescrites depuis sous forme d'Hémoglobine, de Suc de viande, etc. La première est l'ingestion d'une matière animale *encore vivante*, pourvue de toutes ses Vitamines, les autres sont des succédanés mortifiés, qui ont perdu toutes les qualités biologiques et stimulantes de la première ; elles sont cependant recommandables à défaut de la première.

DIABÈTE

CAUSES. — La cause ou les causes essentielles du **Diabète** sont encore imparfaitement connues. La maladie frappe également l'Homme et la Femme ; elle évolue de préférence sur les terrains arthritiques (goutte, obésité, etc.) ; certaines intoxications (alcoolisme, etc.) y préparent ainsi que certaines infections à marche chronique (Syphilis, Paludisme, etc.) ; souvent les chagrins, les commotions morales, contribuent à son apparition.

SYMPTOMES. — Les grands symptômes du Diabète sont : la présence du sucre dans les urines ; la polyurie, augmentation considérable du volume des urines émises en 24 heures ; ce volume peut atteindre 3, 5 litres et même plus ; cette polyurie a pour corollaire une sécheresse de la bouche, une soif continuelle, le malade boit des quantités exagérées de liquide sans arriver à la satisfaire ; généralement, enfin, l'appétit est considérablement augmenté. L'examen des urines décelant la présence du sucre fixe le diagnostic. Les diabétiques ont souvent des accidents cutanés : prurits rebelles, éruptions de Furoncles, Anthrax (voir p. 90), qui sont quelquefois la première manifestation apparente de la maladie. Malgré l'exagération de leur appétit, ils ont tendance à maigrir rapidement ; enfin, le Diabète diminue considérablement leurs facultés de résistance aux maladies infectieuses, ce qui fait que la moindre plaie, la moindre érosion cutanée peut devenir le point de départ de complications septiques très graves, c'est la cause aussi de la contamination tuberculeuse que l'on observe si fréquemment chez les diabétiques.

Deux *complications* redoutables du diabète sont la **Gangrène** et le **Coma diabétique** si souvent fatals.

TRAITEMENT. — Régime alimentaire très sévère. Tous les aliments contenant du sucre, tous les aliments féculents (lentilles, haricots, etc., pain ordinaire) doivent être formellement défendus ; on remplacera le pain par les pommes de terre qui sont en général assez bien supportées et par du pain de gluten ou de soja, à la condition que celui-ci ne contienne pas une trop forte proportion d'amidon ; la viande, le poisson, les légumes verts sont de bons aliments pour le malade ; il pourra boire du vin, rouge de préférence, et coupé avec une eau alcaline (Vichy, Vals) ou simplement additionnée de *Bicarbonate de soude* (voir p. 112) ; on pourra donner 1/2 litre de lait par jour. Tous les matins, affusion froide ou tiède suivie d'une friction au gant de flanelle arrosé d'un filet d'*Alcool camphré* (voir p. 114) ; éviter le surmenage, les préoccupations, les travaux intellectuels fatigants ; faire tous les jours une marche prolongée au grand air en évitant la fatigue ; vie à la campagne, si possible. Prendre 15 jours par mois du *Reconstituant Julien Raspail* (voir p. 130).

ARTÉRIO-SCLÉROSE — ATHÉROME

CAUSES. — L'Athérome est une altération des parois des artères de gros calibre (particulièrement de l'Aorte), qui se laissent infiltrer par de la Cholestérine, par des sels calcaires en même temps que leurs éléments fibreux deviennent prépondérants ; l'**Artério-scléroso** est la propagation de ces altérations pathologiques aux artérioles. Cette affection, qui apparaît généralement vers la cinquantaine, est la résultante d'intoxications chroniques (Alcoolisme, Saturnisme), d'anciennes infections plus ou moins négligées (Syphilis, Paludisme, etc.) ou encore d'auto-intoxications (troubles gastro-entéritiques chroniques, etc.).

SYMPTOMES. — On constate que les artères accessibles à la vue et au toucher, comme l'artère radiale, deviennent dures et résistantes, l'artère temporale revêt une forme sinueuse. Si l'on prend la tension artérielle (à l'aide d'instruments appropriés, oscillomètre de Pachon, etc.), on constate qu'elle est fortement augmentée. Le second bruit du cœur devient claqué à la base. Le malade est essoufflé au moindre effort, il a des céphalées, des vertiges, des troubles dyspeptiques ; ses urines sont moins abondantes, elles renferment une quantité d'urée plus faible que normalement, quelquefois, une trace d'albumine (cela tient aux lésions artério-scléreuses du système circulatoire du Rein, qui n'accomplit plus qu'imparfaitement ses fonctions) ; enfin, le Cœur se fatigue, se laisse distendre, et les complications apparaissent, ce sont : l'Asystolie avec congestion des bases des deux Poumons et du Foie, le Ramollissement cérébral, la Congestion cérébrale (voir p. 41).

TRAITEMENT. — Repos aussi absolu que possible, vie au grand air ; régime purement lacto-végétarien ; ni viande, ni poisson ; pas d'autres boissons que le lait ou l'eau. Frictions tous les matins sur le corps avec un gant de crin arrosé d'un filet d'*Alcool camphré* (voir p. 114) ; lotions et compresses fréquentes sur le crâne à l'*Eau sédative* (voir p. 115) ; *Iodure de potassium et de sodium* (voir p. 124) 15 jours par mois ; les 15 autres jours pilules d'*Alliol* (voir p. 103) ; *bains sédatifs tièdes* (voir p. 115), mais pas trop chauds (35 à 37°) 2 fois par semaine.

Accidents de la peau
Maladies du cuir chevelu et du tissu conjonctif sous-cutané

Ce chapitre renferme aussi un très vaste groupe d'affections et de maladies. Nous nous limiterons ici à quelques-unes des plus fréquentes d'entre elles. Ce sont : la *Chute des cheveux* ou *Calvitie*, l'*Impétigo* ou *Gourme*, l'*Eczéma*, les *Furoncles* ou *Clous*, l'*Anthrax*, le *Panaris*, les *Brûlures*, les *Engelures* et les *Crevasses*.

CHUTE DES CHEVEUX — CALVITIE

Causes. — La **Chute des Cheveux** peut être passagère ; dans ce cas, elle est souvent consécutive à une maladie aiguë ou chronique : *Fièvre typhoïde*, *Érysipèle* du cuir chevelu, *Syphilis*, etc. Dans d'autres cas, elle survient chez les individus encore jeunes, et elle a une marche progressive ; elle est alors généralement la conséquence d'un état morbide général, une des manifestations locales de l'*Arthritisme*, et de la *Séborrhée* ; elle aboutit à la **Calvitie**. Les veilles prolongées, les excès de toutes natures prédisposent à la Calvitie.

Symptomes. — Les Séborrhéiques ont toujours le cuir chevelu très gras ; ils transpirent sans cesse de la tête ; leurs cheveux sont huileux, ils tombent en abondance lorsqu'on les peigne, et ceux qui tombent ne sont pas remplacés par d'autres, de sorte que le sommet de la tête se dégarnit progressivement ; à mesure qu'une portion du cuir chevelu se dénude, il se produit une atrophie de ses couches dermiques.

Traitement. — On a multiplié les traitements de la Calvitie ; on a prôné des médications qui prétendent faire repousser les cheveux ; c'est illusoire puisque, comme je viens de le dire, il y a atrophie des couches génératrices du cheveu.

Le seul traitement efficace doit s'efforcer d'*enrayer* la chute des cheveux. Il consiste à laver les cheveux à l'*Eau sédative* pure (voir p. 113) 2 ou 3 fois par semaine : on mouille copieusement les racines avec de l'*Eau sédative*, en évitant soigneusement d'en laisser couler dans les yeux ; avec le bout des doigts, on fait un massage assez énergique du cuir chevelu jusqu'à ce que l'*Eau sédative* le pique d'une manière intense ; on rince alors à l'eau tiède et on fait sécher. Les soirs où l'on ne fait pas de lavages, on sépare les cheveux par des raies successives que l'on fait de distance en distance et l'on frictionne les racines avec une brosse à dents très douce imbibée d'*Absaline* (voir p. 107).

IMPÉTIGO — GOURME

Causes. — L'**Impétigo**, vulgairement appelé **Gourme**, est une éruption qui siège presque toujours au niveau du visage et qui se rencontre de préférence chez les jeunes enfants.

Cette affection est extrêmement contagieuse. On pense, sans en être certain, qu'elle est causée par un Streptocoque. Elle se produit souvent chez des enfants lymphatiques, chez des débiles, des descendants de tuberculeux.

Symptomes. — Cette maladie est constituée par des vésico-pustules dont le contenu se concrète en croûtes jaunâtres caractéristiques que l'on a comparées à du miel. Les vésico-pustules de la Gourme ont une tendance à se propager rapidement et à devenir confluentes pour former de véritables plaques plus ou moins étendues. Les enfants qui sont atteints de cette maladie ont toujours tendance à se gratter et à inoculer de proche en proche de nouveaux territoires cutanés.

Traitement. — Il faut commencer par faire tomber les croûtes, en y appliquant des compresses humides trempées dans de l'eau bouillie ou mieux des *Cataplasmes de fécule* (voir p. 116). Quand les croûtes sont tombées, laver les parties malades à l'*Eau Quadruple* (voir p. 118), puis appliquer une couche épaisse de *Bétuline* (voir p. 112) que l'on renouvelle fréquemment.

En outre, il faut instituer un traitement général tonique. *Sirop Iodotannique* et *Reconstituant Julien Raspail* (voir p. 130), alternés par périodes de 15 jours.

ECZÉMA

Causes. — L'**Eczéma** ou plutôt les *Eczémas* sont des affections cutanées qui ont généralement une évolution chronique avec une tendance à récidiver fréquemment ; elles se développent toujours sur un terrain arthritique. Les manifestations eczémateuses peuvent être provoquées par des écarts de régime alimentaire (alimentation trop carnée, poissons de mer, salaisons, conserves, etc.), par des irritations extérieures de la peau (frottement d'un col empesé, etc.).

Symptomes. — Au niveau des lésions, la peau est rouge, chaude, légèrement œdématiée ; elle est le siège d'une démangeaison plus ou moins intense, on voit bientôt apparaître une éruption vésiculeuse qui laisse sourdre une sérosité jaune citron, de consistance épaisse, gommeuse, et qui empèse le linge ; au bout d'un certain temps, cette sécrétion se tarit ; les parties malades se couvrent de croûtes qui desquament abondamment sous une apparence farineuse. A la longue, la peau, au niveau des lésions, s'épaissit, devient écailleuse. L'*Eczéma* est généralement localisé à certaines régions du corps, mais il peut se généraliser.

TRAITEMENT. — Tout d'abord, il faut instituer un régime alimentaire sévère : les poissons de mer, les crustacés, les conserves, les salaisons, le gibier, la charcuterie seront rigoureusement défendus. La viande, quelle qu'elle soit, ne sera tolérée qu'en très petite quantité ; par contre, le régime alimentaire sera presque exclusivement végétarien (on en éliminera cependant les végétaux contenant une forte proportion d'acide oxalique : Oseille, Épinards, Asperges, Crosnes du Japon, Aubergines) ; les Fraises, les Framboises, les Groseilles sont souvent funestes ; les aliments gras, les sucreries, les gâteaux, sont contraires. L'Eczémateux doit toujours modérer son alimentation et rester sur son appétit ; il évitera toutes les boissons alcooliques (vin, cidre, apéritifs, alcools, liqueurs) ainsi que le thé, le café, le chocolat.

L'Eczémateux doit faire un exercice modéré, mais régulièrement institué, car l'exercice facilite les combustions et les échanges organiques. La vie au grand air, à la campagne, est très salutaire. Par contre, le séjour au bord de la mer est formellement contre-indiqué.

Prendre 15 jours par mois 1 à 2 tablettes de *Sildol* (voir p. 132) avant le repas. Prendre tous les 3 ou 4 jours du *Lianol* (voir p. 125) et tous les 15 à 20 jours un *purgatif salin* (voir p. 128). Appliquer sur les lésions cutanées une couche de *pommade à la Bétuline* (voir p. 112) pendant 10 jours et les 10 jours suivants les frictionner, matin et soir, avec un tampon d'ouate imbibé de *Bétuline liquide* (voir p. 112) puis les saupoudrer après la friction avec un peu de poudre de Talc ou mieux de *Pélia*.

Enfin, une médication qui m'a toujours donné d'excellents résultats dans l'Eczéma comme dans toutes les maladies causées par les auto-intoxications, c'est la vaccinothérapie que préparent mes laboratoires de la rue La Bruyère (voir p. 134).

URTICAIRE

CAUSES. — L'Urticaire est une manifestation éruptive de la peau qui se trouve toujours sous la dépendance d'une auto-intoxication d'origine intestinale : elle se développe presque toujours chez les sujets dont le tempérament est nerveux.

SYMPTOMES. — L'Urticaire est caractérisée par l'apparition rapide d'une éruption formée par de larges plaques papuleuses aplaties qui font une légère saillie sur la peau ; leur couleur est rosée ; d'autres fois, les plaques papuleuses ont une couleur blanchâtre qui se détache nettement sur la couleur rose foncé de la peau. L'éruption est toujours précédée par une sensation de cuisson, son apparition s'accompagne d'une démangeaison intense qui dure autant qu'elle ; le grattage fait apparaître de nouvelles papules. Chez quelques malades, l'affection revêt une forme chronique. Certains aliments déterminent souvent des crises d'urticaire, ce sont les poissons de mer, la charcuterie, les salaisons, les fraises, etc.

TRAITEMENT. — Le traitement local capable de calmer et de faire disparaître les manifestations cutanées de l'Urticaire consiste à faire des lotions avec de l'*Eau sédative* (voir p. 115).

Le traitement curatif doit être une médication générale. Affusions tièdes sur le corps, faites le matin au lever, suivies d'une friction générale avec un gant de crin arrosé d'un filet d'*Alcool camphré* (voir p. 114). Régime alimentaire presque exclusivement lacto-végétarien ; très peu de viande, d'œufs, pas de poisson, pas de boissons alcooliques, ni café, ni thé. Prendre avant le déjeuner et le dîner, une tablette de *Siléol* (voir p. 132). Si ce traitement n'arrête pas les crises, il faut recourir à un auto vaccin intestinal, que nous préparons dans nos laboratoires de la rue La Bruyère (voir p. 134).

FURONCLE — CLOU — ANTHRAX

CAUSES. — Le Furoncle, appelé vulgairement Clou, est le résultat d'une infection des glandes sébacées qui accompagnent un poil épidermique. Cette infection est déterminée par un microbe, le *Staphylocoque*. L'Anthrax est formé par la réunion de plusieurs Furoncles accolés les uns aux autres. Le Furoncle peut demeurer unique et n'être qu'un accident passager ; d'autres fois, les Furoncles se reproduisent successivement pendant des semaines, et même des mois, avec une persistance désespérante ; c'est alors une véritable affection chronique, la *Furonculose*. Les Furoncles apparaissent surtout sur les régions du corps qui subissent les frottements répétés des vêtements (col rigide chez l'Homme, frottement de la selle chez les cavaliers, etc.) ; ils surviennent de préférence chez les personnes atteintes de troubles dyspeptiques, ou de Diabète (voir p. 85).

L'*Anthrax* siège presque toujours au niveau du cou, ou du dos, plus rarement sur les lèvres ; c'est une complication fréquente du *Diabète* (voir p. 85) ; il faut donc toujours faire analyser les urines des malades qui en sont atteints. Nos laboratoires se chargent de ces analyses.

SYMPTOMES. — Le *Furoncle* est précédé par une douleur lancinante localisée au point précis où siège la lésion débutante ; puis la peau rougit, les tissus sous-jacents s'indurent et bientôt, il se forme une petite tumeur saillante, de forme conique, très dure et très douloureuse à la pression ; au bout de quelques jours, le sommet de la tumeur tend à se ramollir, il y apparaît un point blanc, formé par de l'épiderme mortifié, qui laisse apercevoir par transparence le pus qui s'est formé dans l'épaisseur du derme. La partie blanche s'élargit devient nettement fluctuante, puis l'épiderme qui la recouvre se rompt et laisse écouler un peu de pus. Au fond du cratère ainsi formé on voit une partie nécrosée du derme, de couleur blanc grisâtre, qui est le *Bourbillon*. Ce bourbillon s'élimine quelques jours plus tard ; on peut hâter son élimination par des pressions assez fortes ; quand il est sorti, le Furoncle se cicatrise rapidement. Le Furoncle provoque assez souvent de légers symptômes généraux : fièvre légère, troubles dyspeptiques passagers, insomnie, etc.

L'*Anthrax*, étant une réunion de Furoncles confluents, présente de nombreux cratères ; sa surface est large et peut atteindre presque la superficie d'une paume de main. Il provoque toujours des symptômes généraux graves : fièvre élevée, perte d'appétit, troubles digestifs, dépression physique, insomnie, agitation, douleurs très violentes.

Traitement. — Dès l'apparition du Furoncle, on doit chercher à le faire avorter en appliquant 2 jours de suite une couche de *Teinture d'Iode* à sa surface, ou mieux, en appliquant sans cesse, des compresses d'*Alcool camphré* (voir p. 114) recouvertes d'un tissu imperméable. Si, malgré ce traitement, l'évolution de la lésion continue, il faut alors appliquer en permanence des compresses humides, mais jamais ni onguents, ni cataplasmes qui infectent la peau de proche en proche et préparent les apparitions successives de nouveaux Furoncles. Quand le pus est bien collecté, si les douleurs sont très vives, il y a avantage à inciser la lésion pour hâter son évolution. Dans les cas de furonculose récidivante, le seul traitement réellement curatif consiste à prélever, avec une pipette stérilisée, un peu de pus dans un des furoncles, avant l'ouverture de son cratère, et de faire un des auto-vaccins que nous préparons dans nos laboratoires de la rue La Bruyère (voir p. 134).

Le seul traitement efficace de l'*Anthrax* consiste à faire une large incision cruciale au bistouri et non au thermocautère, qui donne des résultats bien inférieurs. Ce traitement ne peut être appliqué que par un médecin. Puis pansements humides à l'*Eau Quadruple* (voir p. 118) étendue de 2 fois son volume d'eau bouillie. Faire et appliquer simultanément un auto-vaccin.

S'il y a du sucre dans l'urine du malade, il faut instituer le traitement du *Diabète* (voir p. 85).

PANARIS — MAL BLANC — TOURNIOLE
PHLEGMON

Causes. — Le **Panaris** est une inflammation des tissus sous-cutanés des doigts, qui est toujours consécutive à une petite plaie septique déterminée par une écorchure, par une envie, une piqûre d'aiguille, une écharde, etc.

SYMPTOMES. — La lésion peut être localisée dans l'épaisseur du derme *(Panaris superficiel)*; dans les tissus sous-cutanés *(Panaris sous-cutané)*; elle peut, au contraire, contaminer les tissus profonds et pénétrer dans les gaines tendineuses des doigts, ce qui provoque le *Panaris profond*, beaucoup plus grave que les premiers, et qui peut laisser à sa suite des déformations et des ankyloses des doigts. Quelquefois l'infection gagne le tissu cellulaire de la main, par l'intermédiaire des gaines tendineuses, et détermine un *Phlegmon* de la main. Les Panaris du pouce et du petit doigt ont une tendance particulière à la production du Phlegmon.

Panaris superficiel. — L'extrémité du doigt gonfle, elle devient rouge et douloureuse; puis, au bout de 3 ou 4 jours, apparaît une large phlyctène de couleur blanchâtre *(Mal blanc)* remplie d'une sérosité transparente louche ; elle entoure l'ongle *(Tourniole)* ou siège sous l'ongle, le décolle et le fait tomber.

Panaris sous-cutané. — L'infection, au lieu de demeurer intradermique gagne le tissu cellulaire sous-cutané, il se forme un véritable abcès sous-cutané, avec formation de tissu nécrosé, de véritable bourbillon. Généralement, il siège à la face palmaire de l'extrémité du doigt qui devient énorme, dure, rouge, chaude; elle est le siège de battements violents et de douleurs très vives ; il y a de la fièvre, de l'agitation, de l'insomnie, etc.

Panaris profond. — Si le Panaris sous-cutané n'est pas traité à temps, la lésion se propage de plus en plus vers les parties profondes et gagne la gaine synoviale du tendon. La douleur au lieu d'être localisée à l'extrémité, s'étend à tout le doigt qui devient énorme ; le doigt se rétracte et se plie ; les douleurs sont atroces. Si le traitement n'intervient pas à temps, les os des doigts peuvent être intéressés et l'amputation de la partie malade devient nécessaire.

TRAITEMENT. — Tout au début, entourer sans cesse le doigt malade par un pansement toujours imbibé *d'Alcool camphré* (voir p. 114). Ce traitement arrête presque toujours l'évolution des Panaris superficiels et sous-cutanés. Si, malgré cela les douleurs ne s'arrêtent pas, si les battements continuent, il faut aussitôt inciser le Panaris selon l'axe du doigt ; cela fait, on fera prendre au malade des bains de main et de bras, matin et soir, avec de l'eau salée bouillie très chaude; entre les bains, on fera un pansement humide avec de l'*Eau Quadruple* (voir p. 118) dédoublée et additionnée d'un filet d'*Alcool camphré*. Ne jamais appliquer ni cataplasmes, ni onguents sur un Panaris. Si l'infection a gagné la main, si le Phlegmon est déclaré, il faut aussi inciser largement les parties infectées, mais le médecin doit seul intervenir; dans ce cas, il agira avec précaution pour ne pas sectionner les arcades artérielles.

BRULURES

CAUSES. — Les **Brûlures** sont des lésions des tissus épidermiques, sous-dermiques, ou profonds, produites par l'exposition des tissus à proximité d'un foyer de chaleur très intense ou par le contact de ces tissus avec des corps portés à une haute température ; eau bouillante, huile chaude, métaux en fusion (plomb, étain, fer, verre, etc.), métaux rougis au feu, ou encore avec des substances chimiques corrosives : acide sulfurique, etc.

SYMPTOMES. — Suivant la profondeur des lésions déterminées par la brûlure, on a divisé ces dernières en : *Brûlures au premier degré*, la peau devient rouge, tuméfiée, elle est le siège d'une douleur cuisante ; *Brûlures au second degré*, la partie brûlée de l'épiderme se couvre aussitôt d'ampoules, de *Phlyctènes*, remplies de sérosité qui peuvent se déchirer et laisser à nu le derme, les douleurs sont très vives. Ces brûlures sont superficielles, et n'intéressent que l'épiderme et le derme ; dans les brûlures au 3°, au 4°, au 5° et au 6° degré, l'épiderme et le derme sont toujours détruits, et suivant la profondeur de la lésion, le tissu sous-dermique est simplement atteint, le tissu musculaire est intéressé, ou la lésion désorganise jusqu'aux os.

TRAITEMENT. — Dans tous les cas de brûlure produite par une substance chimique corrosive, il faut immédiatement laver les parties lésées à très grande eau sans cesse renouvelée, sans frotter, jusqu'à ce que toute trace du corrosif soit disparue. Pour les brûlures au premier degré, pansement humide à l'*Alcool camphré* (voir p. 114) qui fait cesser aussitôt la douleur. Pour les brûlures au second degré, si les phlyctènes demeurent intactes, les inciser légèrement sur leur pourtour avec des ciseaux flambés à une flamme d'Alcool ou bouillis, faire écouler la sérosité et faire ensuite un pansement comme précédemment. Si le derme est dénudé, faire un pansement avec de la gaze trempée dans de l'*Huile camphrée* (voir p. 114), recouverte d'ouate hydrophile. Pour les brûlures profondes, panser comme les plaies ordinaires (voir p. 98).

ENGELURES — CREVASSES
CREVASSES DU SEIN

CAUSES. — Les **Engelures** sont des lésions congestives de la peau et du tissu cellulaire sous-cutané déterminées par le froid et surtout par les alternatives de froid et de chaleur. On ne les voit apparaître que l'hiver. Elles siègent surtout aux mains et aux pieds, plus rarement à l'oreille ou à l'extrémité du nez. Elles se voient de préférence chez les enfants ou les adolescents lymphatiques. Les **Crevasses** sont de petites fentes linéaires superficielles qui se produisent dans la peau et dans les muqueuses de certaines parties du corps exposées au froid (mains, lèvres, etc.). Ces lésions sont surtout produites par le froid humide, par exemple quand on expose des mains mouillées, puis imparfaitement essuyées au froid hivernal ; l'usage habituel d'une lessive corrosive (savon noir et carbonate) provoque souvent des Crevasses très profondes chez les blanchisseuses; la manipulation de la poudre de ciment chez les cimentiers agit de même. Les **Crevasses du sein** sont fréquentes chez la femme qui allaite pour la première fois ; elles sont provoquées par la macération de la peau du mamelon produite par les lèvres humides de son nourrisson, par les tractions qu'exercent ses mouvements de succion; cela prépare un excellent terrain pour la multiplication de certains microbes qui achèvent de déterminer la lésion.

SYMPTOMES. — Les *Engelures* aux mains et aux pieds se développent surtout au niveau des articulations des doigts ; elles siègent aussi au talon. Quand elles sont sur le point de se produire, la partie atteinte est le siège d'une démangeaison intense, puis elle rougit, se gonfle, se tuméfie et durcit. La démangeaison douloureuse persiste aussi longtemps que dure l'Engelure. Cette Engelure peut être le siège de complications : l'épiderme peut être soulevé par une *Phlyctène* remplie d'un liquide séreux rougeâtre et louche ; elle peut aussi devenir le siège d'une *Ulcération*.

Les *Crevasses* craquellent la peau sur une étendue plus ou moins grande ; elles se détachent en rouge foncé sur la peau qui est elle-même très rouge, quelquefois elles peuvent atteindre plus d'un millimètre de profondeur. A leur niveau la peau est généralement épaissie par un œdème léger, elle est le siège d'une cuisson très douloureuse.

Les *Crevasses du sein* siègent au niveau du Mamelon; elles entourent la base du bout du Sein qu'elles peuvent même arriver à détacher. Elles provoquent des douleurs extrêmement pénibles au moment des tétées. Les Crevasses du sein doivent toujours être attentivement surveillées car elles peuvent être le point de départ d'*Abcès du sein*, qui sont déterminés par les microbes pathogènes (Streptocoque, etc.) qui trouvent une porte d'entrée au niveau de la Crevasse et qui se propagent par les canaux lymphatiques.

TRAITEMENT. — *Préventif des engelures* : faire prendre aux enfants, même en dehors de l'hiver, du *Sirop iodo-tannique phosphaté* pendant 15 jours chaque mois, les 15 autres jours *Reconstituant Julien Raspail* (voir p. 130) ; lotions énergiques des pieds et des mains avec un filet d'*Alcool camphré* (voir p. 114). Ne jamais donner aux enfants d'*Huile de Foie de Morue*, que RASPAIL a toujours proscrite. Ce prétendu médicament n'est que de l'huile de pourriture; il est essentiellement toxique par les ptomaïnes qu'il contient. En effet ces foies de Morue sont jetés dans des tonneaux à mesure que l'on pêche les poissons, ils y *pourrissent* jusqu'à ce que leur quantité soit assez grande pour qu'on les transporte à l'endroit où on en exprime l'huile par pression. Le liquide obtenu est tellement infect qu'on est obligé de le soumettre à diverses manipulations pour le rendre vendable. Souvent en outre, l'Huile de foie de Morue est mélangée à toutes sortes d'huiles étrangères.

Quand l'Engelure est déclarée : bains très chauds, fortement salés et additionnés d'un grand verre d'*Eau sédative* (voir p. 115), puis friction à l'*Alcool camphré* (voir p. 114) et onction à la *Pommade camphrée* (voir p. 115). S'il y a ulcération, faire un pansement comme pour une plaie (voir p. 98).

Le traitement des *Crevasses* consiste d'abord à éviter la cause déterminante, si elle est professionnelle (port de gants de caoutchouc pour les blanchisseuses, par exemple). Si c'est simplement une affection saisonnière, après s'être lavé les mains passer sur les parties malades un tampon d'ouate hydrophile imbibé de *Bétuline liquide* (voir p. 112), puis les enduire de *Glycérolé d'Amidon* et saupoudrer avec de la poudre de talc, ou mieux de l'*Élin*.

Pour les *Crevasses du sein*, il faut avant et après chaque tétée laver le Mamelon et le bout du Sein avec un tampon d'ouate hydrophile trempé dans de l'Alcool bon goût pesant 60°. Si les Crevasses se produisent, faire téter l'enfant à l'aide d'un bout de sein artificiel en verre avec tétine de caoutchouc pour éviter la macération de la partie malade (avoir soin de le stériliser chaque fois comme une tétine). Ne jamais appliquer un médicament toxique ou malodorant qui pourrait incommoder l'enfant ou l'éloigner du Sein. S'il survient un Abcès, il faut toujours recourir à l'intervention d'un docteur.

Maladies causées par les vers intestinaux et les insectes

Quand F.-V. RASPAIL a dénoncé les méfaits redoutables causés par les Vers, qui sont des parasites habituels du corps humain, la médecine officielle s'est esclaffée. RASPAIL n'avait-il pas l'imprudence de dire que ces Vers se nourrissaient aux dépens des tissus humains et en particulier du sang ; erreur clamait la Faculté, représentée par Davaine, ils se nourrissent exclusivement aux dépens du bol alimentaire. Aujourd'hui sur ce point encore, la Faculté est obligée de faire amende honorable à RASPAIL. Non seulement on admet les méfaits commis par les Vers intestinaux comme le Ténia, les Ascarides, les Oxyures, les Ankylostomes (1), mais encore, on reconnaît que certaines maladies redoutables : l'Anémie des mineurs, la Chylurie, l'Eléphantiasis, etc., sont uniquement causées par certains Vers de très petites dimensions.

VER SOLITAIRE — TÉNIA — BOTHRIOCÉPHALE

CAUSES. — Vers plats, rubanés, pouvant atteindre plusieurs mètres de longueur, formés d'anneaux successifs, qui sont rejetés de temps en temps par l'Anus, soit isolés, soit par groupes de 3 ou 4.

SYMPTOMES. — Troubles digestifs avec augmentation ou diminution de l'appétit, douleurs épigastriques ou abdominales parfois très vives, diarrhée, prurit anal ; troubles nerveux très variés : vertiges, convulsions épileptiformes, hypocondrie, troubles de l'audition et de la vision, mouches volantes, etc.

TRAITEMENT. — Diète lactée pendant 24 heures, faire bouillir une tête d'Ail dans le dernier bol de lait que l'on prendra la veille du jour de l'administration du traitement. Le lendemain matin, prendre 12 à 16 capsules d'*Huile éthérée* de *fougère-mâle* (voir p. 118) fraîchement préparée ; les prendre 2 par 2 de 5 en 5 minutes avec une gorgée d'eau chaque fois. Une heure après les dernières, prendre du *Sulfate de Soude* (voir p.128). Si cette médication échoue, recourir à celle préconisée par RASPAIL. (Voir *Fougère mâle* p. 33).

ASCARIDES OU LOMBRICS — OXYURES
ANKYLOSTOMES — TRICHOCÉPHALES

CAUSES. — L'Ascaride, vulgairement appelé Lombric, à cause de sa ressemblance avec un Ver de terre, a 20 à 30 centimètres de longueur. L'Oxyure a de 5 à 12 millimètres de long ; il pullule dans le tube digestif de certains malades, aussi bien dans l'intestin grêle que dans le gros intestin et non pas seulement au voisinage de l'Anus comme on le pré' ouvent. La femelle s'insinue dans les parois de la muq ntestinale pour y déposer ses œufs. L'Ankylostome d al a environ 15 millimètres de longueur; il est la ca de l'Anémie des mineurs ; le Trichocéphale, à peu près de même longueur que le précédent, est effilé à sa partie antérieure sur le tiers de sa longueur, et plus renflé dans sa partie terminale.

SYMPTOMES. — Les *Ascarides* provoquent des troubles digestifs, des accidents infectieux pouvant simuler la Fièvre typhoïde, la Dysenterie, des troubles nerveux très variés, et en particulier

---

(1) Voir GUIARD, professeur de Parasitologie à la Faculté de Lyon, *Les Parasites inoculateurs des Maladies.* — J. RASPAIL, *Le Rôle pathogène des Helminthes, etc.*

les convulsions chez les enfants (elles ne sont pas toujours d'origine venimeuse). Les *Oxyures* déterminent au niveau de l'Anus un prurit intense qui est surtout intolérable au moment du coucher ; en outre des symptômes ci-dessus énumérés, ils provoquent une Anémie prononcée et, par suite, des arrêts de croissance chez les enfants. Le *Trichocéphale* ne produit généralement pas de prurit. Les Oxyures et le Trichocéphale sont les causes les plus fréquentes des crises appendiculaires (voir p. 69). Le Trichocéphale joue un rôle inoculateur dans la Fièvre typhoïde. (1)

L'examen *répété* des selles décèle souvent la présence des œufs de ces Vers ; le microscope permet donc toujours de faire le diagnostic des Vers intestinaux. Nos laboratoires se chargent de ces examens.

TRAITEMENT. — Le traitement le plus efficace pour combattre ces parasites consiste dans l'administration de l'*Avol* (voir p. 111), donné consécutivement pendant 3 jours et renouvelé 3 fois de suite à 8 jours d'intervalle, afin de tuer les jeunes Helminthes qui auraient pu rester à l'état d'œufs dans les parois intestinales au moment d'un premier ou d'un second traitement.

PIQÛRES DE MOUSTIQUES, DE GUÊPES ET AUTRES INSECTES

CAUSES. — Les *Moustiques*, les *Taons* parmi les Diptères, les *Guêpes*, les *Abeilles*, etc., parmi les Hyménoptères, sont munis d'un suçoir ou aiguillon qui fait partie de l'appareil buccal chez les Diptères, qui est situé à l'extrémité de l'abdomen chez les Hyménoptères. Chez ces animaux, ce sont les femelles qui piquent l'Homme. Dans nos climats tempérés, les piqûres de Moustiques ou de Guêpes sont très bénignes ; dans les climats chauds, les Moustiques inoculent par leur piqûre des maladies redoutables : *Paludisme*, *Fièvre jaune*, etc., certaines Mouches sont aussi redoutables, comme la Mouche Tsé-tsé qui transmet à l'Homme la *Maladie du sommeil*, etc. Les Moustiques inoculent dans la peau de l'Homme qu'ils piquent un liquide toxique pour faire affluer le sang et le rendre plus fluide, car ils se nourrissent de ce sang qu'ils sucent. Les Abeilles, les Guêpes se servent de leur aiguillon comme arme défensive ; cette arme défensive est empoisonnée, car elle est munie d'une poche à venin.

SYMPTOMES. — Autour de la piqûre de ces insectes, il se produit un gonflement, la peau devient rouge, tendue et l'on éprouve à ce niveau des élancements violents (Guêpes, Abeilles).

______

(1) Voir Dr Julien RASPAIL, *Le Rôle pathogène des Helminthes*, 1906.

ou une démangeaison intense (Moustiques). Tout disparaît au bout de 48 heures.

TRAITEMENT. — Lotions ou compresses d'*Eau sédative* (voir p. 115) qui calment la douleur et les démangeaisons.

Lésions des tissus et des articulations résultant de traumatismes. — Tumeurs.

Les traumatismes déterminent des Plaies des tissus mous, des lésions articulaires : *Entorses*, *Luxations* ; des lésions osseuses : *Fractures*.

Les Plaies simples, les Entorses peuvent être facilement traitées en suivant les indications que nous allons donner. Les Luxations, les Fractures sont des lésions beaucoup plus graves qui nécessitent l'intervention d'un médecin.

PLAIES — BLESSURES

CAUSES. — Une Plaie est une solution de continuité dans les téguments, avec lésion des tissus sous-jacents, produite par un traumatisme ou par un instrument traumatisant. On lui donne des noms différents suivant l'objet qui la produit. Un instrument tranchant fait une *Coupure*, un instrument piquant (aiguille, épine, etc.) une *Piqûre* ; souvent aussi la Plaie résulte d'un traumatisme violent déterminé par un instrument contondant (marteau, etc.) par broiement (engrenage de machines, roue de voiture, etc.) ou par arme à feu.

SYMPTÔMES. — Une Coupure est une plaie linéaire plus ou moins profonde dont les 2 lèvres ont tendance à s'écarter. La Piqûre est une plaie ponctiforme qui, généralement, ne saigne pas ou à peine. Dans les plaies contuses les bords sont irréguliers, mâchurés. Les plaies produites par écrasement déterminent souvent des lésions très graves avec broiement des os, etc.

Les symptômes varient suivant la nature des causes traumatisantes et suivant l'étendue des lésions. Sauf dans les piqûres et dans certains écrasements, il y a toujours hémorragie ; la perte de sang s'arrête en général assez rapidement par production d'un caillot sanguin, s'il n'y a pas d'artère coupée ou déchirée. La douleur est plus ou moins violente.

COMPLICATIONS. — Les complications habituelles et quelquefois redoutables des plaies sont les complications septiques produites par les microbes de la suppuration. La plus redoutable est le *Tétanos*.

TRAITEMENT. — F.-V. RASPAIL a été le premier à appliquer ses principes antiseptiques au pansement des plaies (voir p. 5); dès 1842, il eut la déplorable occasion d'appliquer avec succès son pansement antiseptique sur son propre fils auquel on avait été obligé d'amputer la cuisse ; et il est navrant de penser que la médecine officielle n'entra dans la voie du pansement antiseptique des Plaies que 30 ans plus tard. Le pansement de RASPAIL consistait à saupoudrer la surface de la plaie de poudre de Camphre, à faire par-dessus un pansement occlusif et à l'arroser d'*Alcool camphré*. Ce pansement excellent en lui-même a l'inconvénient d'être un peu douloureux. Voici celui que nous conseillons :

S'il s'agit d'une simple piqûre ou d'une coupure superficielle, faire un pansement avec de la *Gaze stérilisée* et l'arroser d'*Alcool camphré* (voir p. 114), fréquemment renouvelé.

Si l'on se trouve en présence d'une plaie contuse, il faut commencer par enlever soigneusement toutes les impuretés qui peuvent la souiller avec des tampons de coton stérilisé trempés dans de l'eau bouillie tiède ; quand la plaie est parfaitement propre, on applique dessus des compresses humides de gaze stérilisée, trempées dans de l'eau salée bouillie (une cuillerée à café de sel marin pour 1 litre d'eau ; faire bouillir 10 minutes) ; ou dans de l'eau bouillie additionnée d'une à deux cuillerées à soupe par litre de *Liqueur de Labarraque*, ou mieux, d'*Eau Quadruple* (voir p. 118). Par-dessus la compresse, appliquer une couche d'ouate stérilisée, puis une couche de coton cardé également stérilisé; fixer le pansement à l'aide d'une bande de Gaze ou de Tangeps. Ce pansement sera d'abord renouvelé matin et soir, puis toutes les 24 heures, si la suppuration ne se montre pas, et enfin tous les 2 et tous les 3 jours, à mesure que la guérison de la lésion s'accentue.

Si la plaie anfractueuse a été souillée de terre ou de fumier, il est bon de faire une piqûre de *Sérum antitétanique*, pour prévenir l'apparition possible du *Tétanos*. Il est bon de savoir que, presque toujours l'injection antitétanique détermine des éruptions scarlatiniformes avec fièvre, malaise général; mais si ces accidents sériques sont souvent pénibles, ils sont en général très bénins et passagers.

S'il y a lésion d'une artère, il faut procéder à sa ligature ; ce qui ne peut être fait que par un médecin mais avant l'arrivée de celui-ci il importe de faire une ligature du membre blessé au-dessus de la lésion, à l'aide d'un cordon, d'un mouchoir roulé, enfin d'un lien qui arrête momentanément la circulation dans l'extrémité traumatisée. Il faut aussi recourir à l'intervention d'un médecin s'il y a fracture osseuse.

Avant de commencer un pansement, il faut toujours avoir

soin de se brosser longuement les mains et les ongles à l'eau
bouillie savonneuse, puis se rincer les mains avec un filet d'*Alcool camphré*.

ENTORSE — FOULURE — LUXATION

CAUSES. — Un traumatisme violent peut déterminer dans les
articulations des lésions plus ou moins graves. Dans le premier
degré, il se produit une distension avec déchirures partielles
des ligaments qui forment la capsule articulaire, c'est l'**Entorse** vulgairement appelée **Foulure.** Si la lésion atteint
un degré de gravité plus élevé, non seulement il y a distension
et déchirure partielle de la capsule, mais encore, les deux surfaces
osseuses qui forment l'articulation perdent leur contact normal ;
l'une d'elles s'échappe hors de l'articulation, à travers la déchirure ligamenteuse de la capsule articulaire, et il se produit
une **Luxation.**

SYMPTOMES. — L'*Entorse* de l'articulation tibio-tarsienne
(du cou-de-pied) est la plus fréquente ; l'*Entorse* du poignet
et celle du coude ne sont pas rares non plus. Le symptôme
dominant de l'Entorse est la douleur, qui est extrêmement vive
et intolérable au moment où se produit l'accident ; elle se calme
légèrement au bout de quelques heures ; mais reste sourde
et profonde pendant plusieurs jours. La douleur est augmentée
par la palpation au niveau de l'insertion des ligaments arrachés.
Peu après l'accident, l'articulation enfle rapidement. Cette
enflure est déterminée, soit par une hémorragie interne, soit
par réaction inflammatoire du liquide synovial. Lorsqu'une
partie osseuse est arrachée au niveau de l'insertion ligamenteuse,
lorsque la lésion se produit chez une personne âgée ou arthritique, il peut persister des raideurs articulaires tenaces.
Dans la **Luxation**, la rupture de contact entre les 2 surfaces
articulaires et la fuite de l'une d'elles dans les tissus musculaires périarticulaires amènent une déformation marquée de la
région traumatisée, une limitation très marquée des mouvements
de l'articulation et des douleurs très violentes.

TRAITEMENT. — Pour l'*Entorse*, tremper l'articulation
malade, matin et soir, dans un bain fortement salé et très chaud.
Après le bain, faire un massage de la partie malade après l'avoir
enduite de *Pommade camphrée* (voir p. 115). Ce massage doit
être fait par une personne exercée, en suivant les gaines périarticulaires. Après le massage, appliquer une couche d'ouate
et faire un pansement légèrement compressif avec une bande
de flanelle ou de crêpe de laine ; il faut faire également une
mobilisation régulière de l'articulation pour éviter les raideurs
consécutives. La Luxation demande à être remise par un

médecin expérimenté, parce que des tentatives infructueuses risquent d'agrandir les déchirures de la capsule sans faire rentrer la tête osseuse dans l'articulation.

TUMEURS — CANCERS — ADÉNOMES
CARCINOMES — ÉPITHÉLIOMES — FIBROMES
KYSTES — LIPOMES — NÉOPLASMES
SARCOMES

CAUSES. — Sous la dénomination très générale de **Tumeur**, on désigne tout tissu de formation nouvelle (d'où le nom de **Néoplasme**) qui se développe anormalement dans une partie de l'organisme et qui forme une masse circonscrite ; ce tissu, ayant tendance à persister et à s'accroître, se distingue ainsi des processus inflammatoires dont la durée est toujours passagère. La cause qui détermine la production de ces formations morbides est encore totalement inconnue.

Ce qui caractérise toutes les tumeurs, c'est qu'elles débutent toujours par un noyau unique, qui a une tendance très marquée à s'accroître et à se développer progressivement. Cette première période de la maladie demeure malheureusement trop souvent insoupçonnée, car la tumeur encore très petite est noyée dans les tissus environnants et ne détermine aucun phénomène douloureux à cette période de son évolution. Cette évolution, silencieuse au début, est d'autant plus regrettable que le mal est alors nettement localisé et qu'une intervention pratiquée à ce moment pourrait mettre le malade à l'abri d'une récidive ou d'une généralisation, même dans les formes les plus redoutables.

On a divisé les **Tumeurs** en deux grands groupes suivant les éléments cellulaires dont ils dérivent : les *Tumeurs épithéliales* formées de cellules provenant de la peau ou des muqueuses ; les *Tumeurs conjonctives* constituées par des éléments du tissu conjonctif. Au point de vue pratique, nous nous bornerons à considérer les *Tumeurs bénignes* qui ne mettent pas, ou très rarement, la vie des malades en danger; les *Tumeurs malignes* qui sont susceptibles de récidiver et de compromettre gravement la santé.

Les **Tumeurs bénignes** ont tendance à demeurer encapsulées, leurs contours restent nettement délimités et bien séparés des tissus environnants ; ce sont des lésions locales, qui n'ont pas de tendance à la généralisation et qui ne retentissent jamais sur la santé générale. Les principales sont : les *Adénomes* que l'on rencontre au niveau des Fosses Nasales, de l'Utérus, de la Vessie, de l'Urètre (Polypes des Fosses Nasales, de l'Utérus, de la Vessie, de l'Urètre), au niveau du Sein (Adénome du

Sein), etc. Quelquefois, après plusieurs années, l'Adénome du Sein peut dégénérer en tumeur maligne ; les *Kystes* sont des tumeurs creuses dont la cavité interne est tapissée par une muqueuse qui sécrète un liquide séreux distendant progressivement la tumeur. Le type de ces Tumeurs est le *Kyste de l'Ovaire*, qui quelquefois revêt également un caractère malin ; les *Lipomes* sont des tumeurs bien circonscrites, sous-cutanées et formées par des cellules adipeuses ; on les rencontre surtout au cou, au dos, aux reins, etc.

Les *Fibromes* formés de cellules conjonctives peuvent se développer dans toutes les régions du corps ; on les rencontre particulièrement au niveau de l'Utérus (Fibromes utérins) et surtout chez les femmes qui n'ont pas eu ou qui ont eu peu d'enfants (voir p. 81).

Les **Tumeurs malignes** ont un noyau initial qui, non seulement, tend à s'accroître progressivement, mais encore à s'infiltrer de proche en proche dans les tissus voisins, puis à former, à distance, des noyaux secondaires dans les ganglions qui correspondent à la région où siège la lésion initiale (ganglions de l'Aisselle dans le cas de Cancer du Sein, par exemple) ; plus tard, il se forme de nouveaux noyaux dans des régions plus éloignées encore (on les appelle des Métastases). Parallèlement à cette évolution progressive du mal, la santé du malade s'altère profondément et aboutit à la *Cachexie cancéreuse*.

Parmi les *Tumeurs malignes*, on distingue principalement : les *Épithéliomes* dont le point de départ se trouve dans l'épaisseur de la peau ou des muqueuses ; ils se propagent aux ganglions voisins, mais ont peu de tendance à produire des Métastases. On les rencontre au niveau du Sein et de l'Utérus, chez la Femme, de l'Estomac, de l'Intestin, de la Prostate, de la Langue et des Lèvres, de la peau de la Face. Les *Carcinomes* ont surtout pour point de départ les tissus glandulaires ; ils produisent facilement des *Métastases* ; on les rencontre au niveau du Sein chez la Femme (où ils revêtent deux types : le Squirre et l'Encéphaloïde), de l'Estomac, du Rectum, de l'Utérus, du Foie, du Testicule, du Rein, etc. Les *Sarcomes* sont des tumeurs extrêmement malignes, d'origine conjonctive ; à l'inverse des précédentes que l'on rencontre presque toujours chez des adultes, ou chez des vieillards, les Sarcomes se développent de préférence chez les enfants et chez les adolescents.

SYMPTÔMES. — Il est impossible ici de décrire les symptômes de toutes les Tumeurs bénignes ou malignes susceptibles de se développer dans les différentes parties du corps ; j'indiquerai seulement ceux des plus fréquentes ou des plus redoutables.

Adénome du Sein. — Tumeur dure, mobile, roulant comme une bille sous le doigt ; indépendante de la glande mammaire, non adhérente à la peau ; n'amenant pas de rétraction du Mamelon, ne produisant pas d'hypertrophie ganglionnaire dans l'Aisselle.

Carcinome ou Cancer du Sein. — Noyau plus ou moins bosselé, faisant corps avec la glande mammaire, à contours mal délimités, ayant des adhérences avec la peau, amenant souvent la rétraction du Mamelon, pouvant ulcérer la peau quand son évolution est avancée ; s'accompagne toujours alors de ganglions dans l'Aisselle.

Epithéliome ou Cancer de l'Utérus — Les deux premiers symptômes de ce mal sont les pertes sanguines et les pertes blanches. Toute Femme dont les règles ont cessé à la Ménopause, qui voit réapparaître un écoulement sanguin, *doit aussitôt se faire examiner par un médecin ;* généralement, les pertes blanches accompagnent les pertes rouges ; plus tard, l'écoulement devient roussâtre et malodorant. Au début, le *Cancer de l'Utérus ne provoque pas de douleurs,* quand celles-ci apparaissent, le mal est déjà généralisé, il est trop tard pour intervenir. Le Cancer de l'Utérus peut apparaître avant la cessation des règles ; quand celles-ci augmentent anormalement d'abondance et de fréquence, quand elles s'accompagnent de pertes blanches, il est nécessaire de se faire examiner, il y a un trouble fonctionnel de l'Utérus ; souvent, il est dû à une *Métrite* (voir p. 80), il peut aussi résulter de la présence d'un *Polype* ou d'un *Cancer* au début.

Epithéliome ou Cancer de l'Intestin. — Demeure souvent longtemps insoupçonné ; le premier symptôme apparent est l'hémorragie qui se produit sous forme de filets de sang accompagnant l'expulsion de matières dures, ou sous forme de selles rendues noirâtres par une matière ressemblant à du goudron ou à du marc de café ; la constipation opiniâtre est la règle, souvent les matières sont étirées, rubanées, ou en forme de petites billes ; enfin les douleurs apparaissent.

TRAITEMENT. — Les *Tumeurs bénignes* ayant parfois tendance à dégénérer en Tumeurs malignes, ne doivent jamais être négligées. Les *Polypes* doivent être extirpés ; les *Fibromes* sont justiciables du traitement radiothérapique ; les rayons X arrêtent en effet parfaitement leur évolution. Les *Kystes de l'Ovaire* doivent être opérés chirurgicalement, non seulement à cause de leur développement progressif qui peut amener de graves désordres abdominaux, mais aussi parce que le pédicule qui les rattache à l'Ovaire peut se tordre et amener des phénomènes infectieux redoutables. Enfin, tous les *Cancers doivent être opérés* aussi prématurément que possible. Tous les traitements palliatifs et médicaux que l'on a préconisés sont inefficaces et grandement préjudiciables aux malades ; ils leur donnent une fausse sécurité et font perdre un temps précieux. Ainsi que F.-V. RASPAIL le proclamait dès 1845, seul un traitement chirurgical aussi précoce que possible peut préserver les malades d'une généralisation, d'une récidive et d'une mort lente, atroce et certaine. Une bonne méthode consiste à faire quelques séances de radiothérapie avant l'opération pour atténuer la vitalité des cellules cancéreuses ; après l'opération, il faut toujours faire de nombreuses séances de radiothérapie qui sont souvent susceptibles d'empêcher le mal de récidiver. Notre Polyclinique est organisée pour diagnostiquer et pour faire opérer ces maladies souvent si redoutables (voir p. 138).

HERNIES INGUINALES
HERNIES OMBILICALES — HERNIE ÉTRANGLÉE

CAUSES. — Les **Hernies** résultent de distensions anormales de certains orifices naturels ou de déchirures partielles des parois de l'Abdomen, qui laissent passer à travers leur ouverture une partie plus ou moins volumineuse des organes contenus dans le Ventre (Intestin et Épiploon). Elles sont congénitales ou, plus rarement, consécutives à un effort violent. Les variétés les plus fréquentes sont : la **Hernie inguinale**, qui siège au niveau de l'Aine et qui est produite par un élargissement de l'Anneau inguinal ; la **Hernie ombilicale** qui est la conséquence d'une déchirure de la ligne blanche au niveau de l'Ombilic.

SYMPTÔMES. — La *Hernie* est une tumeur de forme et de volume variables ; elle est généralement arrondie et unique, au niveau de l'Ombilic ; elle est ovoïde, quand elle siège dans l'Aine ; elle peut arriver alors à descendre jusque dans les Bourses. La Hernie inguinale peut être unique ou double et alors siéger dans les deux Aines. La tumeur formée par la Hernie rentre généralement dans le ventre en produisant un gargouillement caractéristique quand le malade est dans la position couchée, elle est dite alors *réductible ;* elle fait au contraire saillie hors de la paroi abdominale quand il prend la station verticale et quand il tousse. La Hernie a toujours tendance à augmenter de volume à la longue ; quand elle demeure des années sans être maintenue par un bandage, elle peut contracter des adhérences avec le pourtour de l'anneau herniaire et devenir *irréductible.*

COMPLICATION. — Il faut toujours craindre une complication redoutable, l'*étranglement* de la hernie réductible.

TRAITEMENT. — Palliatif : port d'un bandage approprié (voir *Appareils orthopédiques* p. 110) ; Curatif : l'opération est la cure radicale (voir l'Horaire de notre Polyclinique p. 138).

Quand la Hernie s'étrangle, dès que l'on a constaté que la réduction de la tumeur devient impossible, il ne faut pas prolonger inutilement les tentatives de réduction qui aggravent la situation ; il faut recourir *immédiatement* à l'opération chirurgicale seule capable d'empêcher une issue fatale.

Composition et Action des médications employées dans la Méthode J. Raspail

Dans le chapitre précédent, nous avons indiqué les causes des maladies, décrit leurs symptômes, et spécifié les médications dont on devait faire usage pour les combattre utilement ; dans celui-ci, nous allons passer en revue les différentes médications que nous recommandons. Nous indiquerons pour chacune d'elles l'action des principes actifs qui entrent dans sa composition et la façon de la prendre.

ABIÉTYL

Terpine . . . . 430 gr.
Benzoate d'Ammonium. . . . . 378 gr.
Extrait de Bourgeons de Sapin . . . . 40 gr.
Extrait d'Aconit . . . . 8 gr. 5
Phosphate de Codéine . . . . 13 gr.
Excipient. . . . . 130 gr.

(Pour 1 kilogramme de comprimés.)

Les principes actifs de l'ABIÉTYL sont la *Terpine* ou dihydrate de térébenthène, l'*Aconit*, la *Codéine* et le *Benzoate d'Ammomium*. La terpine, dérivée de la térébenthine que RASPAIL préconisait comme un bon succédané du Camphre, est un puissant modificateur des sécrétions bronchiques en même temps qu'un antiseptique énergique des muqueuses broncho-pulmonaires. L'Aconit, également indiqué par RASPAIL dans son *Histoire naturelle de la santé et de la maladie* comme une des médications adjuvantes de sa thérapeutique, a été bien étudiée depuis et l'on a reconnu qu'elle avait une action sédative énergique sur la toux et qu'elle agissait aussi en décongestionnant les muqueuses laryngées, bronchiques et pulmonaires. La Codéine, alcaloïde dérivé de l'opium, a une très faible toxicité, complète l'action sédative produite sur la toux par l'Aconit. Enfin, le Benzoate d'ammonium agit directement sur la muqueuse de l'appareil broncho-pulmonaire en lui facilitant l'élimination des sécrétions qui gorgent ses cellules pendant les poussées congestives et en accélérant ainsi la décongestion.

L'action de ces différents principes convenablement combinés et associés dans l'*Abiétyl* en fait un médicament puissamment modificateur des sécrétions nasales, laryngées, bronchiques et pulmonaires et un sédatif de la toux. Dans les Coryzas et les Bronchites aiguës arrivées à la période de maturité, dans les Bronchites chroniques et dans la Tuberculose pulmonaire, elle tarit rapidement les sécrétions pathologiques, les crachats, tout en exerçant une action antiseptique et cicatrisante sur les lésions de l'appareil respiratoire. Son pouvoir antiseptique entrave la pullulation des microbes pathogènes et, par suite, diminue la quantité de toxines, qui sont déversées par ces microbes dans la circulation générale et qui intoxiquent si profondément tout l'organisme du malade.

MODE D'EMPLOI. — L'Abiétyl se prend entre les repas (laisser toujours une heure entre son absorption et le commencement ou la fin du repas) à l'aide d'une tasse d'infusion chaude, de tisane pectorale (Eucalyptus, Bourgeon de sapin. Lichen d'Irlande, etc.).

Adultes, 3 à 6 comprimés par jour ; *enfants* de 5 à 10 ans, 1 à 2 comprimés, en ne donnant que 1/2 comprimé à la fois ; de 10 à 15 ans, 2 à 4.

ABRONÉOL

Sulfate de brucine	7 gr. 5
Sulfate de strychnine	15 gr.
Cacodylate de Soude	25 gr.
Excipient	952 gr. 5

(Pour 1 kilogramme de masse pilulaire.)

Les constituants essentiels de l'Abronéol sont : 1° Les principes actifs extraits des Graines de *Strychnos nux-vomica* et de *Str. Ignatii*, la Strychnine et la Brucine ; 2° le *Méthylarsinate disodique*, sel organique d'Arsenic.

F.-V. RASPAIL a énergiquement combattu l'emploi de l'Arsenic en thérapeutique ; il avait raison car, de son temps, on ne pouvait disposer que de préparations *minérales* d'Arsenic, toujours extrêmement toxiques ; leur action était d'une brutalité extrême et l'on avait tendance à donner aux malades des doses exagérées qui provoquaient souvent des désastres. Depuis un certain nombre d'années la situation est entièrement modifiée ; nous avons à notre disposition des préparations *organiques* d'Arsenic, dont la toxicité est très faible ; des recherches physiologiques longuement prolongées, ont démontré que l'Arsenic, sous une forme organique, est un des constituants naturels et indispensables de certaines cellules animales ; elles ont fait connaître également d'une manière extrêmement précise le mode d'action de la thérapeutique arsenicale moderne et les doses exactes qu'il est utile d'employer. L'ostracisme dont RASPAIL avait frappé la médication arsenicale est donc entièrement levé à l'heure actuelle à juste raison et je suis certain que celui qui a toujours inspiré tous mes travaux, m'approuve entièrement quand j'agis ainsi.

La Strychine et la Brucine agissent d'une manière élective sur la substance grise du Cerveau et de la Moelle épinière ; elles exaltent l'excitabilité des réflexes qui sont atténués dans un si grand nombre d'états morbides ; elles accroissent la tonicité du grand sympathique, ce qui produit une augmentation de l'appétit, une stimulation des fonctions digestives, une activité croissante du péristaltisme stomacal, un renforcement des contractions cardiaques. Le Méthylarsinate disodique est un stimulant de la nutrition générale ; il arrête la désassimilation et l'amaigrissement, favorise l'hématopoïèse, la reminéralisation de l'organisme, excite l'appétit, etc.

L'ensemble des propriétés concentrées dans l'*Abronéol* font de ce médicament un puissant stimulant des centres nerveux qui président aux actions motrices du corps, et du système sympathique qui met en branle toutes les fonctions organiques indépendantes de la volonté (appareil broncho-pulmonaire, appareil digestif, foie, pancréas, rein, etc.) ; il remonte l'énergie et la volonté défaillantes des malades ; cette énergie et cette volonté qui leur fait sentir l'impérieuse nécessité de réagir contre l'action déprimante et dissolvante du mal. Ce n'est pas seulement un puissant stimulateur, c'est encore un médicament essentiellement assimilateur ; l'appétit étant augmenté, les fonctions digestives étant exaltées, la nutrition se fait mieux, la désassimilation et l'amaigrissement s'arrêtent ; cette désassimilation est d'autant mieux entravée que la fixation dans les tissus cellulaires des éléments minéraux essentiels à l'organisme se trouve considérablement augmentée ; les proportions de sels de chaux (carbonates et phosphates), de magnésie, de fer, de manganèse, de soufre, etc., tendent de plus en plus à redevenir normales ce qui contribue puissamment à rétablir la puissance vitale de l'organisme défaillant, et à exalter ses possibilités de défense contre la maladie.

MODE D'EMPLOI. — Les pilules d'Abronéol se prennent toujours au commencement des repas.

DOSES : *Adultes*, de 2 à 4 par jour, prises en 3 fois, matin, midi et soir ; *Enfants* de 10 à 15 ans, 1 à 2

ABSALINE

Absaline est une lotion capillaire destinée à stimuler les fonctions biologiques du cuir chevelu et en particulier, des bulbes des cheveux. Cette préparation absolument inoffensive est destinée à renforcer l'action des lavages de la chevelure à l'*Eau sédative*. Elle arrête très rapidement la chute des cheveux, et les fait repousser quand la vitalité du bulbe n'est pas compromise.

ACÉTATE D'AMMONIAQUE

L'Acétate d'ammoniaque est un excellent médicament que préconisait RASPAIL ; il exerce une action excitante diffusible sur la circulation, comme tous les sels d'ammoniaque (voir Eau Sédative p. 115) ; il agit aussi sur la calorification et stimule les forces défaillantes du malade, il s'élimine rapidement par la peau, par les reins et par les organes respiratoires. Aussi est-ce un excellent médicament à employer dans certaines affections pulmonaires aiguës. Voici une formule qui m'a toujours donné d'excellents résultats.

Acétate d'Ammoniaque	6 grammes.
Benzoate de Soude	6 —
Eau distillée	130 —
Sirop de Tolu	25 —
Sirop de Polygala	25 —

Quand le Cœur a tendance à faiblir, on peut y ajouter 20 gouttes de solution de Digitaline cristallisée.

ALLIOL

Dans ses ouvrages, F.-V. RASPAIL dit : « Jusqu'à ce jour, le calomel a été le seul sel mercuriel dont nous ayons fait usage... dans le cas d'affections vermineuses rebelles à tout autre traitement... Nous nous sommes assurés par une longue expérience que ce dangereux insecticide (1) pouvait être remplacé par l'emploi suffisamment continué d'une simple gousse d'ail... ». Comme toujours, la médecine officielle avait dédaigné cette médication par trop *culinaire* et s'était moquée des affirmations du grand novateur. Encore une fois, elle est venue à récipiscence et elle est forcée de faire amende honorable.

Les recherches des médecins anglais et américains ont montré que dans le traitement de la tuberculose pulmonaire, l'ail avait une action antiseptique énergique sur les lésions tuberculeuses et amenait une amélioration considérable dans l'état des malades. Cette action est également énergique dans la Gangrène pulmonaire.

L'action antiseptique et stimulante exercée par cette liliacée sur tout le tube digestif en fait un médicament extrêmement actif dans les diarrhées rebelles et dans les Dysenteries chroniques.

Enfin plus récemment encore, l'Ail s'est révélé un merveilleux médicament dans l'hypertension artérielle de l'Artériosclérose.

---

(1) Ce qualificatif est ici pris dans le sens de parasiticide.

Mais pour jouir de toutes leurs propriétés thérapeutiques, les préparations d'ail doivent être traitées d'une façon toute particulière, car le vieillissement, la dessiccation des bulbes de la plante altèrent les principes actifs qu'ils contiennent et leur enlèvent toute leur activité. Nous sommes arrivés à les fixer d'une manière définitive et à assurer leur conservation presque indéfinie dans nos pilules d'Ailiol.

Mode d'emploi. — Prendre pendant 15 jours 1 à 2 pilules aux 3 repas. Se reposer pendant 15 jours et recommencer.

ANGINEX

Nos comprimés d'*Anginex*, dissous dans un verre d'eau bouillie chaude, forment un mélange antiseptique, capable de désinfecter et de stériliser la cavité buccale dans toutes les infections des muqueuses buccales, dans les angines, les abcès des amygdales, etc.

ANTONYL

L'Antonyl est une médication spécialement destinée à combattre les crises gastralgiques et à traiter les ulcérations stomacales.

Ses principes constituants sont : les *Carbonates de chaux et de magnésie*, le *Sous-carbonate de Bismuth*, le Bicarbonate de Soude, associés à une trace de Codéine et à une certaine proportion de *Kaolin*. Les Carbonates de Chaux et de Magnésie et le Bicarbonate de Soude, dans les crises gastralgiques, contribuent à saturer l'excès de l'acidité gastrique qui détermine la crise douloureuse. Ce pouvoir saturant exerce donc une action sédative sur l'élément douloureux ; la sédation de la douleur est rendue complète par l'action puissamment calmante de la Codéine. Le Sous-carbonate de Bismuth et le Kaolin ont aussi des propriétés hautement analgésiques sur la muqueuse gastrique, mais ils agissent surtout en formant une sorte d'enduit protecteur qui recouvre cette muqueuse et qui tend à ralentir ses sécrétions. Leurs propriétés adhésives leur confèrent une action éminemment utile dans le traitement de l'Ulcère gastrique sur lequel il vient faire une sorte de pansement.

Mode d'emploi. — Dans l'ulcère de l'estomac, l'Antonyl doit être délayé à la dose de 2 tablettes dans un verre d'eau bouillie froide et ingéré 1/4 d'heure avant les repas. Pendant ce quart d'heure, le malade restera couché, s'étendant successivement sur le dos, sur le côté droit, sur le côté gauche. Pour combattre les crises gastriques, le malade prend une tablette d'*Antonyl* délayée dans 1/2 verre d'eau, ou mieux de tisane tiède, dès que les premières douleurs apparaissent; si la crise n'est pas calmée, prendre une deuxième tablette, de la même façon, 1 /4 d'heure plus tard.

APPAREILS ORTHOPÉDIQUES

F.-V. RASPAIL a été le grand réformateur de l'orthopédie, de même qu'il a été le créateur de la médecine moderne. Tous les appareils orthopédiques actuellement employés dérivent des modèles qu'il a créés en 1845.

Son bandage pour hernies inguinales assurait une contention parfaite, mais son mécanisme était un peu compliqué ; nous y avons apporté quelques simplifications en combinant les principes du bandage de Raspail et ceux du bandage de Dupré qui était un ami intime de Raspail et son émule.

Nous avons également établi des modèles de ceintures pour contenir les hernies ombilicales.

Les ptoses abdominales de plus en plus fréquentes ont attiré particulièrement notre attention. Nous avons créé, pour y remédier, une ceinture abdominale avec plastron Baleine qui permet de rétablir admirablement les rapports des différents organes abdominaux.

Nous avons adopté un modèle d'épaulières tuteurées qui, sans avoir la prétention de rectifier les déviations acquises de la colonne vertébrale, peut néanmoins rendre les plus grands services dans la correction des attitudes vicieuses de l'enfance et qui combat efficacement les tendances aux déformations de la taille.

Enfin nous avons adopté un modèle de tissu élastique de qualité supérieure pour les bas à varices, les ceintures de grossesse et aussi les maillots élastiques qui remplacent si avantageusement les anciens corsets.

(Demander la notice sur nos appareils orthopédiques qui permet de prendre soi-même les mesures des appareils que l'on désire et qui donne la description et la figure de tous nos modèles.)

ASSA-FŒTIDA

L'Assa-fœtida est une gomme résineuse tirée de certaines ombellifères qui poussent en Perse et dans les pays voisins. C'est un puissant antispasmodique, un calmant du système nerveux, qui possède également une action antiseptique bien marquée.

Ce médicament pulvérisé doit être prescrit associé au camphre en poudre et donné en lavement dans les convulsions enfantines.

III

Mode d'emploi. — Délayer 10 centigrammes de poudre d'Assa-fœtida et autant de Camphre en poudre dans 1/2 jaune d'œuf, y ajouter 50 à 100 grammes d'eau bouillie tiède et donner ce lavement à l'enfant atteint de convulsions, à l'aide d'une poire en caoutchouc, en ayant soin qu'il le conserve aussi longtemps que possible.

ATHLOS

La Farine **Athlos** est un mélange de farines de céréales et de différentes fécules, dont les éléments constituants ont été minutieusement choisis et soigneusement dosés en vue d'en faire l'élément par excellence des enfants après le sevrage et des malades atteints d'affections graves, dont le tube digestif est devenu incapable de digérer et d'assimiler les aliments ordinaires. Cet aliment se prépare au lait ou à l'eau ; il donne des potages très agréables au goût et de digestion très facile.

ATHLÉTA

L'**Athléta** est un aliment léger, dans la composition duquel entrent certaines albuminoïdes végétales, tirées des céréales, associées au cacao et au sucre ; la présence d'une certaine proportion de substances phosphatées ou phosphorées, d'origine minérale ou organique, lui procure des propriétés toniques et stimulantes qui en font un excellent adjuvant pour l'alimentation des jeunes gens en période de croissance, des convalescents, des gens âgés dont la nutrition se fait difficilement, et de toutes les personnes soumises à un travail physique ou intellectuel intense.

AVOL

Les vermifuges les plus divers ont été prescrits. Maintenant, ils ont presque tous été abandonnés depuis que les propriétés remarquables du principe actif de l'Essence de Thym, le *Thymol*, ont été bien étudiées. Le Thymol est maintenant considéré à juste titre comme l'agent thérapeutique spécifique de tous les Nématodes intestinaux. Le principe actif essentiel de l'*Avol* est le *Thymol*, disposé dans un état d'extrême division moléculaire tel que malgré la forme comprimée, il se délite immédiatement dans l'estomac.

Mode d'emploi. — Si l'on veut détruire avec certitude tous les Vers intestinaux contenus dans l'intestin d'un malade, il convient de lui donner les doses d'*Avol* appropriées à son âge pendant 3 jours consécutifs et de renouveler 3 fois cette médication en laissant 8 jours d'intervalle entre chacune d'elles.

Dose quotidienne : *Adultes*, 6 comprimés dans la matinée pris 2 par 2 de demi-heure en demi-heure en avalant 1/2 verre d'eau chaque fois. Le troisième jour, prendre, 2 heures après la dernière dose, 30 grammes de sulfate de soude. *Enfants* de 3 à 5 ans, 1/2 à 1 comprimé tous les jours pendant 3 jours, donner cette dose en 2 fois à 1/2 heure d'intervalle après l'avoir écrasée et incorporée à un peu de gelée de confitures ; de 5 à 8 ans, 1 à 2 comprimés administrés de la même façon ; de 8 à 10 ans, 2 à 3 comprimés pris avec de l'eau ; de 10 à 15 ans, 3 à 4 comprimés. Chacune de ces doses sera renouvelée pendant 3 jours et sera suivie la dernière journée d'une purgation saline, mais jamais de purgation huileuse (Huile de Ricin). De même les jours où l'on fera prendre l'Avol au malade, on aura soin de ne lui donner aucune boisson alcoolique (vin, cidre, bière, etc.) de ne lui laisser boire que du lait ou de l'eau pure, et de lui défendre tous les aliments gras ou huileux (sardines à l'huile, salades, etc.), l'alcool et l'huile dissolvant facilement le Thymol, peuvent provoquer de légères intoxications.

Quelquefois, cette médication détermine quelques brûlures d'estomac, quelques vertiges ; les premiers symptômes seront calmés par l'ingestion d'un peu d'eau froide, les seconds par le séjour au lit.

BÉTULINE

Pommade camphrée.	1.000 grammes.
Oxyde de Zinc	240	—
Goudron de Norvège.	90	—
Baume du Pérou	30	—

Cette pommade est pour ainsi dire spécifique des affections eczémateuses rebelles et de la Gourme ou Impétigo. Le Camphre est un antiseptique, un calmant de la douleur et un antiprurigineux ; le Goudron de Norvège et le Baume du Pérou sont aussi des antiseptiques, mais aussi et au plus haut point, des cicatrisants des lésions cutanées et des excitants de la régénération des couches épidermiques.

Il est toujours bon de faire précéder l'application de cette pommade d'une légère friction faite avec un tampon d'ouate hydrophile imbibé de *Bétuline liquide*, dont les principes très différents ont cependant une action similaire très énergique. La Bétuline liquide est en effet une solution carbonatée de monoacétate d'Aniline.

BICARBONATE DE SOUDE

Son action est indiquée à propos de l'ANTONYL (voir p. 109).

CAMPHRE ET MÉDICAMENTS
DANS LA COMPOSITION DESQUELS IL ENTRE

A-t-on assez raillé RASPAIL d'avoir introduit largement le Camphre dans sa médication ? A-t-on assez vitupéré contre ce médicament ? On est même allé jusqu'à le prétendre toxique à des doses quasi-infinitésimales ; c'est cependant un des rares médicaments qui ait pu résister à une expérimentation de plus de 60 ans, et qui loin d'avoir cessé d'être employé par manque d'efficacité a vu son emploi se multiplier et ses indications se préciser. Il y a bien peu de médicaments, même des plus orthodoxes qui puissent revendiquer une si longue et si utile carrière !

Le *Camphre* est une huile essentielle, solide à la température ordinaire, qui nous vient de l'Empire du Japon. Il possède des propriétés antiseptiques manifestes ; il a une action puissante sur le système nerveux et la circulation lorsqu'il pénètre à l'intérieur du corps, soit par ingestion, soit par injections huileuses pratiquées sous la peau. Sur le système *nerveux*, il produit une action sédative et calmante. Cette action peut être utilisée pour combattre *l'insomnie nerveuse* ; il suffit d'en prendre le soir au moment de se coucher, 10 à 15 centigrammes, que l'on écrase sous la dent avant de l'avaler à l'aide d'une tisane chaude. Cette action sur les centres nerveux est multiple et très particulière car tout en produisant une sédation, le camphre détermine une puissante action tonique qui en fait un agent thérapeutique de premier ordre pour combattre tous les phénomènes ataxo-adynamiques des maladies infectieuses : Grippe, Rougeole, Scarlatine, etc. et en particulier, ceux de la Fièvre typhoïde. Son action sur la circulation est surtout utilisée sous la forme d'injections huileuses sous-cutanées; il ranime alors les contractions cardiaques en tonifiant le myocarde, augmente la pression sanguine, élève le taux des leucocytes dans le sang ; sous cette forme, il exerce aussi une action antiseptique en quelque sorte spécifique dans les cas de broncho-pneumonie, de pneumonie, etc.

Enfin, le Camphre pris à l'intérieur, ne s'élimine pas seulement par la muqueuse broncho-pulmonaire, il s'élimine encore par la muqueuse rénale, désinfecte l'urine qu'il clarifie. Employé extérieurement soit en poudre, contre le Coryza, soit en solution alcoolique (alcool camphré) et en frictions, il a une action stimulante et tonique, soit en solution dans l'Huile (Huile camphrée) ou la graisse (Pommade camphrée), il a une action fortement antiprurigineuse et curatrice contre certaines affections de la peau. Enfin, associé à l'Ammoniaque, il a permis à RASPAIL de créer un médicament absolument merveilleux : l'*Eau sédative* qui est le remède le meilleur que nous ayons contre la Fièvre, les maux de tête, etc. Cette préparation qui est une véritable

8

solution isotonique d'Ammoniaque camphrée et chlorurée sodique agit en pénétrant à travers l'épiderme dans la circulation générale dont elle augmente la fluidité et dont elle accélère la progression dans les vaisseaux sanguins, amenant ainsi la décongestion rapide des territoires engorgés, congestionnés par une infection microbienne (fièvre typhoïde, pneumonie, broncho-pulmonaire, etc.) par une action physique (coup de chaleur, insolation), etc. L'action du *Bain sédatif* est dérivée de celle de l'*Eau sédative*, c'est ce qui explique la sensation de bien-être qu'il procure non seulement dans les maladies graves (broncho-pneumonie, pneumonie, fièvre typhoïde), mais encore chez les personnes bien portantes qui le prennent seulement par mesure hygiénique.

ALCOOL CAMPHRÉ

Alcool. . . . . 500 cc.
Camphre. . . . . 150 grammes.

(Agiter jusqu'à dissolution.)

Ne pas confondre cet alcool camphré, dont la formule a été donnée par RASPAIL avec l'alcool camphré préparé par les pharmaciens selon les indications du *Codex* ; ce dernier ne contient que 90 grammes de Camphre par litre et son action est presque nulle

HUILE CAMPHRÉE

Huile d'Olive pure . . . . 100 grammes.
Camphre en Poudre. . . . . 12 —

(Agiter jusqu'à dissolution.)

HUILE CAMPHRÉE
POUR INJECTIONS HYPODERMIQUES

Huile d'Olive lavée à l'Alcool . . . . . 100 grammes.
Camphre en Poudre. . . . . 20 —

Cette dernière préparation doit toujours être faite par un spécialiste ; car l'huile doit être soigneusement lavée à l'Alcool avant d'être utilisée ; quand la solution est terminée et filtrée, elle doit être répartie dans des ampoules de verre de 2 et de 5 centimètres cubes, dont les extrémités effilées seront soudées à la lampe ; ces ampoules scellées seront ensuite stérilisées à l'autoclave à 130°.

L'injection d'Huile camphrée doit toujours être faite avec les soins d'asepsie et d'antisepsie les plus minutieux car la moindre faute de technique peut provoquer la formation d'un Abcès. On injecte 3 fois par jour de 2 centimètres cubes jusqu'à 5 centimètres cubes à chaque fois, suivant les âges. Il ne faut confier ces injections qu'à des personnes qualifiées pour les faire.

POMMADE CAMPHRÉE

```
Graisse de Porc (Axonge). . . . . . . . .   100 grammes.
Camphre en Poudre. . . . . . . . . . . .    30    —
```

Faire fondre la graisse au bain-marie ; quand elle est complètement fondue, et qu'elle présente une transparence huileuse, y ajouter le camphre et remuer jusqu'à entière dissolution ; laisser refroidir ensuite en agitant de temps en temps avec une cuiller en bois ou une spatule ; quand la préparation encore liquide, prend une apparence blanchâtre, la verser dans des pots que l'on fermera après entier refroidissement avec un papier sulfurisé.

EAU SÉDATIVE

```
Ammoniaque . . . . . . . . . . . . . .   60 cc.
Alcool camphré . . . . . . . . . . . . .   10 cc.
Sel marin. . . . . . . . . . . . . . . .   30 grammes.
Eau distillée. . . . . . . . . . . . . .   1 litre.
```

Faire fondre, d'une part, le sel marin dans un 1/2 litre d'eau environ, verser dans une bouteille contenant 1 litre, d'abord l'Alcool camphré, puis l'Ammoniaque ; bien agiter, verser aussitôt après l'eau salée et achever de remplir le litre avec de l'eau Si l'on est au bord de la mer, on remplacera l'eau et le sel par de l'eau de mer qui donne une préparation encore meilleure.

BAIN SÉDATIF

```
Ammoniaque. . . . . . . . . . . . . .   200 cc.
Alcool camphré. . . . . . . . . . . . .   20 cc.
Sel marin . . . . . . . . . . . . . . .   2 kilogrammes.
```

Mélanger l'Alcool et l'Ammoniaque comme pour préparer l'Eau sédative. Faire fondre le Sel dans l'eau du bain ; au moment d'entrer dans le bain, on y verse le mélange ammoniacal en agitant fortement. Cette dose est pour une baignoire d'adulte. Pour une baignoire d'enfant, mettre la dose d'Ammoniaque camphrée indiquée pour 1 litre d'Eau sédative et 250 grammes de sel Marin.

CATAPLASMES

RASPAIL s'est élevé avec force contre l'emploi des cataplasmes pour faire aboutir certaines lésions infectieuses de la peau, *Abcès*, *Panaris*, etc. ; au début, on doit essayer d'enrayer l'évolution de ces foyers septiques par l'application ininterrompue de compresses d'*Alcool camphré*. Si l'évolution continue malgré ce traitement, ce sont des pansements humides avec de l'eau bouillie qu'il faut uniquement employer ; dans le cas où l'éruption furonculeuse se prolonge pendant des semaines, il n'y a qu'un traitement réellement curatif : la préparation d'un auto-vaccin dont nous nous chargeons dans nos laboratoires du 52, rue La Bruyère.

Cataplasmes de fécule de pomme de terre. — Ces cataplasmes émollients ne doivent être employés que pour provoquer la chute des croûtes de *Gourme* ou *Impétigo*, avant de commencer le traitement spécifique de la maladie.

Cataplasmes de farine de lin. — Ce cataplasme est une des meilleures formes de révulsion que l'on puisse utiliser dans les affections de poitrine (Bronchites, Broncho-pneumonies, Pneumonies, même Tuberculose pulmonaire).

MODE DE PRÉPARATION. — Verser peu à peu dans 1/2 litre d'eau bouillante 100 grammes de farine de graine de lin, laisser cuire un peu, en agitant avec une cuiller en bois, jusqu'à ce que la masse soit devenue visqueuse. Il est excellent avant d'ajouter la farine de lin, de jeter dans l'eau une petite poignée de sel gris et un bouquet garni composé de thym, laurier, gousse d'ail. Lorsque la masse est parvenue à la consistance désirée, ni trop liquide, ni trop épaisse, on la verse sur un linge fin (mousseline ou linge à beurre) que l'on a préparé à l'avance, et on l'étale en couche d'égale épaisseur puis on replie dessus les 4 côtés du linge qui doivent se croiser largement. On retourne le cataplasme et on le lisse rapidement. Quand il s'est suffisamment refroidi pour qu'on puisse y tenir le *dos* de la main, on l'arrose rapidement avec un filet d'Eau sédative et on l'applique aussitôt sur la partie malade. Le cataplasme doit toujours être appliqué très chaud et maintenu au moins 20 minutes en place. Si l'on veut obtenir une action révulsive plus énergique, on saupoudre le linge du Cataplasme avec de la Farine de Moutarde avant de verser la décoction de farine de lin.

Dans certains cas, on ne cherche pas une action révulsive, mais une action calmante (coliques, douleurs menstruelles, crises entéritiques, etc.) dans ce cas, les cataplasmes de Farine de Lin sont appliqués un peu moins chauds et arrosés soit d'Eau sédative comme précédemment, soit d'un filet de Laudanum.

COLLUTOIRES

Dans les cas d'angines apres les gargarismes, il est bon de badigeonner la gorge avec un tampon d'ouate hydrophile adapté au bout d'un porte-coton métallique et trempé dans le mélange suivant, à la fois adoucissant, antiseptique et décongestionnant.

Glycérine. 30 grammes.
Borate de Soude. . . . . 3 —
Salicylate de Soude. . . . . 1 —

DENTIFRICES

Les différentes préparations dentifrices que nous avons réunies, sous la dénomination collective de *Paror*, se distinguent absolument des dentifrices que l'on a l'habitude d'employer. Généralement, on s'attache dans ces préparations à obtenir un parfum ou une saveur agréable, au détriment des qualités antiseptiques et des propriétés capables d'assurer la désinfection de la cavité buccale et le maintien en parfait état de la dentition, c'est pourquoi la préparation des dentifrices est demeurée jusqu'ici l'apanage presque exclusif des parfumeurs. Tout autre a été le principe qui nous a guidé dans l'établissement des formules de nos spécialités dentifrices. Notre but essentiel a été de développer au maximum leurs propriétés préservatrices ou curatives, qui en font les dentifrices par excellence ; cela ne nous a pas empêché de leur donner également des saveurs parfaitement agréables.

Le *Spécior* est une préparation destinée à calmer les douleurs de la première dentition.

Nos comprimés de *Faror* sont dosés de façon telle que dissous dans un verre d'eau bouillie tiède, ils forment instantanément une solution dentifrice capable d'entretenir en parfait état une bonne dentition.

Il faut toujours en combiner l'emploi avec l'usage de la crème *Paror*, qui nettoie l'émail des dents, fait disparaître toute trace de tartre dentaire et contribue aussi à aseptiser la cavité buccale.

L'élixir et la poudre *Ora* sont au contraire destinés spécialement à combattre les affections dentaires et gingivales dont nous avons parlé page 61.

EAU OXYGÉNÉE

L'*Eau Oxygénée* médicale est une solution aqueuse de Bioxyde d'Hydrogène qui, au contact de la fibrine du sang et des sérosités sécrétées par les plaies, dégage 12 fois son volume d'Oxygène; ce dégagement gazeux a une double action à la fois antiseptique et hémostatique, car elle amène la coagulation de la fibrine du sang.

EAU QUADRUPLE

F.-V. RASPAIL a préconisé dans sa thérapeutique une préparation antiseptique aqueuse qui a des propriétés éminemment salutaires ; elle n'a qu'un inconvénient, c'est d'être colorée et de tacher le linge ; c'est pourquoi nous avons remplacé son emploi dans la toilette intime des Femmes par notre *Orianine* qui a des propriétés antiseptiques et toniques absolument comparables, mais qui ne présente pas cet inconvénient.

Voici la formule et le mode de préparation de l'*Eau Quadruple* donnés par F.-V. RASPAIL : on fait bouillir pendant 5 minutes, dans 1 litre d'eau, les quantités suivantes des substances désignées dans la formule ci-dessous :

Eau distillée	1 litre.
Sel marin.	15 gr.
Aloès	0 gr. 50
Goudron de Norvège.	0 gr. 50
Sulfate de Zinc	4 gr.

On laisse décanter et on se sert de la préparation ainsi obtenue quand elle est suffisamment refroidie.

Nous sommes arrivés à préparer ce mélange sous forme de comprimés inaltérables, ce qui en rend l'emploi beaucoup plus facile. Pour faire 1 litre d'Eau Quadruple, il suffit de faire bouillir dans 1 litre d'Eau 4 comprimés ; chaque comprimé permettant de préparer séparément 250 grammes de ce mélange. Après solution des comprimés, on passera à travers un linge propre très fin, et on laissera décanter.

ÉOL

L'Éol contient comme principe actif essentiel une très faible dose de *Calomel* ; sous cette forme, le Calomel exerce une action antiseptique très marquée sur les fermentations gastro-intestinales ; il excite la sécrétion biliaire, et il a un pouvoir diurétique remarquable dans les troubles cardio-rénaux avec œdèmes. L'*Éol* est donc indiqué dans les troubles gastro-intestinaux des enfants et des adultes, dans les congestions hépatiques, dans certaines formes du mal de Bright.

MODE D'EMPLOI. — *Adultes*, 1 à 2 comprimés pris le matin à jeun avant le petit déjeuner ; *Enfants* de un à deux ans, un demi-comprimé délayé dans une cuillerée à café de lait, le matin à jeun : de trois à dix ans, un comprimé.

FOUGÈRE MALE

Le principe actif se trouve dans les rhizomes frais du *Nephio dium Filix-mas*, que l'on rencontre communément dans nos bois. En vieillissant, les rhizomes perdent leurs propriétés vermifuges.

On en extrait le principe actif au moyen de l'Ether. Il faut avoir soin de ne jamais donner un purgatif huileux à la suite de l'ingestion d'Huile éthérée de Fougère mâle. Donner la préférence au purgatif à base de Calomel.

Mode d'emploi. — Ce vermifuge doit être employé seulement contre le Ténia ou le Bothriocéphale. On l'administre sous forme de capsules contenant 50 centigrammes de substance active. Pour les *adultes*, on donne 12 à 16 capsules ; pour les *enfants*, on donne une capsule par année d'âge. Ces capsules sont prises une à une ou deux à deux suivant l'âge, de cinq en cinq minutes à l'aide d'une gorgée d'eau. Une heure après, les dernières, on prend un mélange de Calomel et de Scammonée comme purgatif. Le malade doit rester couché. Quand il sent le besoin d'aller aux cabinets, il doit se retenir aussi longtemps que possible ; lorsque le besoin sera devenu trop impérieux, il s'installera sur un seau hygiénique que l'on aura préalablement rempli d'eau tiède jusqu'aux 2/3. Le malade restera longtemps assis sans bouger sur le seau jusqu'à ce qu'il ait l'impression d'avoir tout expulsé. En effet, le Ver solitaire peut être rendu pelotonné, il peut aussi être expulsé déroulé ; dans ce dernier cas, comme la partie qui précède la tête est très effilée, la moindre secousse peut amener une rupture et si la tête du parasite séjourne dans l'intestin, le Ver se reforme rapidement. Il faut toujours avoir soin de recueillir toutes les parties rendues du Ver, surtout les plus fines, et de les faire examiner par une personne compétente qui s'assure que la tête se trouve bien parmi elles.

Dans les cas d'insuccès de cette médication, F.-V. Raspail conseillait le remède suivant :

« Faire bouillir dans un litre d'eau, jusqu'à réduction de moitié, le mélange de : 50 grammes d'Écorce de Grenade sauvage (s'il s'agit d'une grande personne) et de 30 grammes (s'il s'agit d'un enfant de 8 à 12 ans), 10 grammes de racines de Fougère fraîche, 10 grammes de Semen-contra, 10 grammes de Mousse de Corse et enfin 10 centigrammes d'Aloès. Retirer du feu, passer à travers un linge, et faire prendre ce liquide en 2 ou 3 fois, de 5 en 5 minutes, en ayant soin de faire mâcher chaque fois un zeste de Citron pour corriger les effets d'amertume du mélange. »

GRENADE (Écorce de)

GRENADIER (Écorce de racine de)

L'Écorce de fruit du Grenadier sauvage (Punica Granatum) qui croît naturellement dans le Nord de l'Afrique contient des principes amers et antiseptiques et une très forte proportion de tanin qui en font un médicament utile dans certains états pathologiques : Entérites aiguës, ou chroniques, Tuberculose pulmonaire, etc.

L'écorce de racine de Grenadier, de même provenance, contient plusieurs alcaloïdes du groupe des Pelletiérines, qui en font le meilleur vermifuge qui existe contre les Ténias ; malheureusement il est d'une administration difficile à cause de sa saveur (voir la formule donnée par RASPAIL p. 119).

L'Écorce de Grenade se prend à la dose de 3 dosals par jour.

HUILE PHOSPHORÉE

A employer exclusivement comme antirachitique ; c'est également un tonique du système nerveux et un stimulant de la nutrition. On la fait prendre sous forme de dilution huileuse ainsi préparée.

> Huile phosphorée au 1 /1.000 . . . . . . 10 grammes.
> Huile d'Amandes douces . . . . 20 —

DOSES. — N'en pas donner aux enfants âgés de moins de 1 an ; de 1 à 2 ans, 1 cuillerée à café par jour ; de 2 à 3 ans, 2 cuillerées ; de 3 à 4 ans, 3 cuillerées ; de 4 à 6 ans, 4 à 5 cuillerées. Ne jamais prolonger cette médication plus de 10 jours, et laisser le malade se reposer 10 jours avant de la reprendre.

INFUSIONS — TISANES — DÉCOCTIONS

Les Infusions ou Tisanes, les Décoctions sont des adjuvants utiles à de nombreuses médications ; parmi les Décoctions, il en est certaines comme le Bouillon de légumes et le Bouillon de viande qui sont d'excellents aliments pour les malades.

Bouillon de légumes

Mettre dans un litre d'eau froide, puis faire bouillir pendant 4 heures les proportions suivantes.

> Pommes de terre. . . . . 60 grammes.
> Carottes . . . . 45 —
> Navets. . . . . 15 —
> Pois secs . . . . 6 —
> Haricots secs . . . . 6 —
> Lentilles . . . . 6 —
> Orge perlé. . . . . 6 —

Passer ensuite à travers un linge bien lavé et repassé, ramener le volume du liquide obtenu à 1 litre en ajoutant de l'eau bouillie, puis saler avec 5 grammes de sel.

Bouillon de viande

Cette recette remarquable de Pot-au-feu a été donnée par RASPAIL.

« On doit choisir tout ce qu'il y a de meilleur en qualité de bœuf. On met la viande dans autant de litres d'eau froide qu'il y a de kilogrammes de viande, on y ajoute une poignée de sel de cuisine ; quand l'eau bout, on écume puis on ajoute un oignon blanc dans lequel on a implanté 3 ou 4 clous de girofle, gros comme la tête d'une épingle de muscade, un bouquet de poireaux, céleri et cerfeuil, 3 gousses d'ail, une pincée de poivre, une feuille de laurier, très peu de carottes et de navets. On abandonne le pot-au-feu à une lente ébullition de 4 à 5 heures. »

Le bouillon ainsi obtenu est un aliment nourrissant et délicieux pour les malades ; il doit être soigneusement dégraissé.

Infusions ou Tisanes

Pour préparer une infusion, on met la quantité voulue de fleurs à infuser dans un récipient muni d'un couvercle. On fait bouillir la quantité correspondante d'eau et on la verse *bouillante* dans ce récipient ; on laisse infuser pendant quelques minutes.

Bourgeons de sapin. — Tisane béchique et balsamique : 10 grammes pour 1/2 litre d'eau.

Bourrache. — Tisane sudorifique, diurétique : employer 5 grammes de Sommités fleuries pour 1/2 litre d'eau ; il est excellent d'ajouter une feuille d'Oranger.

Buchu. — Tisane diurétique, balsamique et analgésique pour la Vessie. Feuilles provenant de l'Amérique du Sud : 5 grammes de feuilles pour 1/2 litre d'eau.

Camomille. — Infusion stimulante stomachique : 5 grammes pour 1/2 litre d'eau. Employée en *décoction* (voir plus loin) et non en infusion est excellente pour combattre la conjonctivite catarrhale.

Cerises (queues de). — Tisane diurétique : 50 grammes pour 1/2 litre d'eau.

Chiendent. — Contient une forte dose de sels potassiques, qui lui donnent ses propriétés diurétiques : 10 grammes pour 1/2 litre d'eau. On peut mélanger les queues de Cerises et le Chiendent dans la même infusion.

Eucalyptus. — Infusion balsamique très efficace dans les maladies des bronches et des poumons : 10 grammes pour 1 /2 litre d'eau.

Maïs (stigmates). — Tisane diurétique et calmante pour les irritations vésicales : 10 grammes pour 1 /2 litre d'eau.

Tilleul. — Tisane calmante, antispasmodique, diaphorétique : 5 grammes pour 1 /2 litre d'eau. Il est très agréable d'y ajouter une feuille d'Oranger.

Le grand écueil pour la préparation des bonnes infusions, c'est le dosage. Quand on prépare une infusion, on se contente de mettre dans une théière une pincée de la plante à infuser, dont le poids n'est jamais le même ; on verse dessus de l'eau bouillante en quantité variable, on n'arrive jamais ainsi à avoir un mélange comparable ; tantôt il est trop concentré et amer au goût, tantôt il est trop dilué et dépourvu de saveur. Pour remédier à ces inconvénients, nous avons préparé nos *dosals* de plantes comprimées. Chaque *dosal* contient la quantité mathématiquement nécessaire de plante pour faire une tasse à thé d'infusion, qui sera toujours bonne et toujours d'une égale concentration. Ce mode de présentation a encore deux avantages essentiels : la compression de la plante telle qu'elle existe dans le *Dosal* évite l'oxydation de la substance végétale ; elle assure ainsi la conservation presque indéfinie de la plante et évite toute altération de ses principes actifs ; avant d'être soumise à la compression, la plante est soigneusement débarrassée de toutes les particules poussiéreuses qui donnent toujours un goût désagréable aux infusions.

On m'a demandé à de nombreuses reprises de rendre pratique l'idée émise par mon grand-père d'une boisson économique et hygiénique de table ; j'ai étudié la question et je suis arrivé à obtenir sous la forme concrète d'un dosal une boisson rafraîchissante, agréable et parfaitement hygiénique, qui sera incessamment soumise à l'appréciation du public.

MODE D'EMPLOI DES DOSALS. — Mettre un dosal dans une théière ou une tasse à thé, verser dessus l'eau bien bouillante, puis laisser infuser. Si l'on veut éviter de laisser séjourner le contenu du dosal dans la tasse au moment de la boire, employer notre cuiller hermétique qui retient dans son intérieur toutes les particules végétales infusées.

Décoctions

Les décoctions se préparent en projetant la substance active dans l'eau bouillante et en l'y laissant bouillir pendant un temps qui varie de quelques minutes (Camomille) à 1 /2 heure (Guimauve, graine de lin).

Guimauve, Graine de lin. — On utilise la Racine à la dose de 25 grammes pour 1/2 litre. On obtient une décoction émolliente, mucilagineuse.

Pavot. — La partie utilisée est la capsule qui entoure les graines. Il faut toujours avoir soin de briser cette capsule et d'en enlever soigneusement toutes les graines avant de l'utiliser, son action est légèrement narcotique : 5 grammes pour 1/2 litre d'eau.

Généralement, on mélange la Guimauve et le Pavot pour obtenir une décoction adoucissante, calmante, que l'on emploie en gargarismes.

GOUDRON DE NORVÈGE

Le Goudron de Norvège est un liquide visqueux, brun noirâtre, qui résulte de la distillation en vase clos de plusieurs espèces de Pins. Sa composition est très complexe ; il renferme des Phénols, du Gaïacol, du Xylol, des Carbures d'Hydrogène et des Alcools.

Employé à l'intérieur, en capsules, ou sous forme d'eau de goudron, c'est un modificateur de la sécrétion bronchique, un antiseptique des voies urinaires et de l'intestin. Appliqué sur la peau, soit pur, soit sous forme de pommades (voir *Bétuline* p. 112), c'est un topique excellent dans l'Eczéma sec, dans le Psoriasis, etc. Enfin dans les formes torpides de la Tuberculose pulmonaire, en applications cutanées au niveau des lésions, il produit les meilleurs effets.

Mode d'emploi. — Pour appliquer le goudron pur sur la peau, voici comment il faut procéder : étendre le goudron avec un pinceau sur la partie malade, puis recouvrir les parties ainsi enduites avec du papier brouillard, appliquer par-dessus une couche de flanelle. Au bout de 12 heures, la presque totalité du Goudron a été absorbée par la peau, on enlève le restant à l'aide d'un peu de pommade camphrée et d'ouate hydrophile. Les applications peuvent être renouvelées tous les 3 jours.

INHALATIONS

Les inhalations faites avec de la vapeur d'eau bouillante additionnée de substances balsamiques exercent une action sédative et décongestionnante sur la muqueuse enflammée du larynx. Voici une excellente formule que nous employons couramment. Mettre dans un demi-litre d'eau bouillante, une cuillerée à café de :

Teinture d'Eucalyptus	10 grammes.
Teinture de Benjoin	10 —
Alcool camphré	10 —
Alcool à 90°.	90 —

On recouvre le récipient dans lequel on verse ce mélange, avec un entonnoir métallique ou autre, à l'aide duquel on aspire la vapeur par la bouche. Il est bon de remettre le récipient sur la flamme d'une lampe à alcool ou autre, pour que l'inhalation dure environ cinq à dix minutes.

IODURE DE POTASSIUM
IODURE DE SODIUM ET DÉRIVÉS DE L'IODE

L'Iode et ses sels pris à l'intérieur ont une action très énergique sur la nutrition générale. Les Iodures ingérés à faibles doses, par périodes espacées et longtemps répétées, produisent dans tous les cas d'hypertension artérielle et le sclérose cardiorénale un abaissement de la pression sanguine peu marqué mais très salutaire ; ce résultat provient en grande partie de l'action des iodures sur le sang ; en effet, ils fluidifient le sérum, activent la circulation périphérique, et augmentent secondairement la diurèse. Cette action hypotensive doit toujours être combinée avec celle de l'ALLIOL. Les Iodures exercent aussi une action énergique sur les tissus lymphoïdes, qui bénéficient d'une stimulation analogue à celle qu'ils produisent sur la circulation ; c'est ainsi que s'explique la résorption des exsudats que l'on voit se produire sous l'influence du traitement ioduré ; cette action sur le système lymphatique et sur la circulation explique également comment la médication iodurée favorise la ventilation pulmonaire, et la fluidification des sérosités broncho-pulmonaires dans certains états congestifs chroniques des Bronches et des Poumons (Bronchites chroniques, Emphysème, Asthme). Enfin, l'iode active les échanges, favorise la désassimilation et modifie ainsi profondément la nutrition. Cette désassimilation est surtout très énergiquement exercée sur certains tissus pathologiques (Gommes et Exostoses syphilitiques) qui fondent rapidement sous son influence ; elle peut encore être utilisée dans le traitement de l'obésité.

La préparation à laquelle nous donnons la préférence est la solution suivante :

Iodure de Potassium	5 grammes.
Iodure de Sodium.	5 —
Eau distillée	300 cc.

à prendre par cuillerée à soupe au milieu du déjeuner et du dîner.

Une excellente médication pour les enfants lymphatiques est le :

Sirop iodotannique . . . .   300 grammes.
Biphosphate de Chaux.   20   —

Deux cuillerées à café par jour prises au commencement du repas pour les enfants de 3 à 5 ans ; deux cuillerées à dessert, de 5 à 10 ans ; deux cuillerées à soupe, au dessus de 10 ans, pendant 15 jours tous les mois.

LACÉINE

La **Lacéine** est un mélange de substances alcalines et alcalino-terreuses (Carbonate de Chaux, de Magnésie, Bicarbonate de Soude, Fluorure de Sodium) qui est destiné à compléter l'action du *Siléol* (voir p. 132) dans le traitement des dyspepsies.

MODE D'EMPLOI. — Ce médicament se prend à la dose de 1 à 2 comprimés que l'on fait fondre dans une petite quantité d'eau et que l'on prend en finissant de déjeuner et de dîner.

LIANOL

Extrait de Belladone . . . .   34 grammes.
Extrait de Bourdaine   102   —
Extrait de Cascara Sagrada   102   —
Phénolphtaléine.   153   —
Carbonate de Magnésie.   480   —
Excipient   129   —
(Pour 1 kilogramme de comprimés.)

Un excellent laxatif que RASPAIL préconisait volontiers est l'*Aloès* qui, à la dose de 10 à 15 centigrammes, produit, au bout de douze heures environ, une ou deux selles. Ce médicament a été accusé de produire des hémorroïdes en congestionnant les organes pelviens, c'est absolument faux ; son seul inconvénient consiste à provoquer souvent des coliques.

J'ai cherché à remédier à cet inconvénient en créant le *Lianol* dont les principes actifs sont : les sucs de Rhammus frangula, de Cascara Sagrada, associés à une certaine quantité de phénol-phtaléine et de Belladone. Cet ensemble possède tous les avan-tages de l'Aloès (stimulation de la sécrétion biliaire, excitation des fibres lisses de l'intestin) et en plus, il a l'avantage d'agir sans produire la moindre colique.

MODE D'EMPLOI. — Se prend le soir au dîner ou au moment de se coucher à la dose de 1 à 2 comprimés.

LININE

Térébenthine.	313 grammes.
Gaïacol	25 —
Chloroforme	125 —
Camphre.	125 —
Alcool à 95°	400 —
Teinture de piment	12 —

(Pour 1 kilogramme de liniment.)

La **Linine**, mélange liquide composé principalement d'Essence de Térébenthine, de Camphre, de Gaïacol en dissolution dans l'Alcool, est un révulsif énergique, indiqué dans les affections broncho-pulmonaires et aussi dans les douleurs rhumatismales. Il agit non seulement par ses propriétés révulsives, mais encore par ses principes balsamiques (Terpène, Camphre) qui pénètrent à travers la Peau, s'infiltrent dans la circulation et vont s'éliminer par les muqueuses pulmonaire et rénale.

MODE D'EMPLOI. — La *Linine* s'emploie en frictions faites matin et soir à l'aide d'une flanelle pliée en quatre et arrosée avec un filet du médicament; après la friction, il est bon de laisser la flanelle encore appliquée pendant quelques minutes sur la partie malade.

On l'applique également, si l'on veut obtenir une action révulsive encore plus énergique, sous forme de compresse épaisse trempée dans de l'eau très chaude, légèrement tordue et arrosée d'un filet de *Linine*, que l'on applique aussitôt sur la région malade ; on recouvre la compresse d'un tissu imperméable.

NICARDINE

La **Nicardine** est une combinaison (et non un simple mélange) de Salol et d'Antifébrine, auxquels nous avons additionné une faible proportion de poudre de Semence de Colchique. Ce médicament donne des résultats excellents dans toutes les formes de Rhumatisme, même dans le rhumatisme articulaire aigu, où son action puissante n'a pas l'inconvénient de produire des troubles gastriques comme cela arrive si souvent avec l'emploi trop prolongé du Salicylate de Soude.

MODE D'EMPLOI. — *Adultes*, 2 comprimés pris avec une tasse de lait ou de tisane, répéter la dose 3 à 4 fois par jour ; *Enfants* de 6 à 10 ans, 1 à 2 comprimés par jour; de 10 à 15 ans, 2 à 4.

ORIANINE

Bicarbonate de Soude. . . . .   320 gr.
Acide borique. . . . .   125 gr.
Sulfate d'Alumine . . . .   25 gr.
Perborate de Soude. . . . .   320 gr.
Thymol. . . . .   2 gr. 50
Excipient et Parfums. . . . .   207 gr. 50
   (Pour 1 kilogramme de comprimés.)

L'**Orianine** est un antiseptique absolument indispensable pour les soins de la toilette intime de la Femme. La négligence de ces soins bi-quotidiens, absolument nécessaires, entraîne toujours fatalement un état d'inflammation chronique de la muqueuse vaginale ; ces vaginites sont plus ou moins douloureuses ; mais ce qui en augmente encore la gravité, c'est que, sous les influences variables et par suite d'associations microbiennes dans lesquelles le Gonocoque joue souvent un rôle prépondérant, ces inflammations vaginales ont tendance à se propager à la muqueuse du col ou même du corps de l'Utérus, à gagner quelquefois jusqu'aux Trompes ; c'est ainsi que les *Métrites*, les *Salpingites* prennent naissance.

Mode d'emploi. — L'*Orianine* dissoute à la dose de 1 ou de 2 tablettes dans deux litres d'*eau bouillie* très chaude et prise en injections dégage, au contact des muqueuses, de l'Oxygène naissant dont l'action antiseptique est très énergique sans être irritante, cette action antiseptique est renforcée par celle du Thymol qui y est associé ainsi qu'une très faible dose de sulfate d'Aluminium et de Potassium.

MÉDICATIONS OPOTHÉRAPIQUES
OVARINE — THYROIDINE — SANG

L'Opothérapie a été utilisée en médecine d'une manière empirique depuis l'Antiquité. Ce n'est que depuis peu d'années qu'on a pu démontrer que certaines glandes comme l'Ovaire, la Thyroïde, etc., en outre de leurs fonctions propres, sécrétaient des substances spéciales, qui, déversées dans le **sang**, allaient exercer une action particulière sur l'organisme. On utilise maintenant ces propriétés en médecine en desséchant très rapidement et avec de très minutieuses précautions ces glandes recueillies aussitôt après l'abatage des animaux, et en en faisant ingérer des quantités bien dosées aux malades. On a cherché à multiplier les médications opothérapiques sans grand succès jusqu'ici. Les seules qui aient une action certaine sont :

Poudre d'Ovaire. — Agit en stimulant l'organisme en général, et en activant les fonctions de l'Ovaire dans les cas où ces fonctions demeurent insuffisantes (Infantilisme, troubles de la Puberté, Règles irrégulières et insuffisantes, Règles douloureuses, etc.) ; elle a également une action marquée sur les troubles nerveux qui se produisent au moment de la Ménopause (poussées congestives passagères, bouffées de chaleur, nervosité, etc.).

Dose : 15 à 40 centigrammes par jour.

Poudre de Thyroïde. — La poudre de Thyroïde, seule ou associée à la poudre d'Ovaire, a une action extrêmement énergique sur tous les états myxœdémateux aussi bien chez l'enfant que chez l'adulte. Elle est aussi indiquée contre l'obésité.

La médication thyroïdienne, étant très active, doit être prescrite avec les plus grands ménagements ; chez les adultes on en donne des doses progressivement croissantes de 5 à 15 centigrammes par périodes de dix jours, séparées par dix jours de repos ; cette médication doit toujours être surveillée par un médecin, car ses excès peuvent provoquer des troubles cardiaques (palpitations, tachycardie, etc.), des faiblesses, des lypothymies ; mais une administration bien réglée et bien dosée peut produire des effets remarquables.

Sang. — Nous avons déjà dit combien RASPAIL avait obtenu d'effets excellents avec le sang ingéré aussitôt après le sacrifice des bêtes de boucherie. L'inconvénient de cette médication opothérapique est la coagulation très rapide du liquide sanguin ; il est maintenant facile de l'éviter en mettant dans le verre, avant de recueillir le sang, quelques centimètres cubes d'une solution à 10 % de Citrate de Soude ; le Citrate a la propriété d'empêcher la coagulation du liquide organique.

PURGATIFS

HUILE DE RICIN — SULFATE DE SOUDE

Les laxatifs ont pour but d'entretenir les fonctions intestinales régulières chez les personnes dont l'intestin est paresseux, leur action doit donc être douce et non irritante. Les purgatifs sont au contraire des médications énergiques que l'on n'emploie qu'accidentellement quand on veut débarrasser le tube digestif des matières qui l'encombrent, ou qui l'infectent.

Huile de ricin. — C'est le purgatif qui irrite le moins l'intestin ; elle est indiquée dans les états morbides localisés dans l'intestin.

MODE D'EMPLOI. — Pour les adultes, 30 à 40 grammes pris le matin à jeun. Il convient de boire ensuite abondamment dans le courant de la matinée un bouillon aux herbes ainsi préparé : faire bouillir quatre à cinq minutes, dans un litre d'eau, une poignée d'oseille, une pincée de cerfeuil, une pincée de sel ; en retirant du feu, on ajoutera un morceau de beurre. Les doses pour les enfants sont les suivantes : de 0 à 1 an, une demi à une cuillerée à café ; de 1 à 3 ans, une à deux cuillerées à café; de 5 à 10 ans, une cuillerée à soupe à une et demie.

Sulfate de soude. — A une action plus irritante que celle de l'Huile de Ricin ; son action purgative est souvent suivie d'une période de constipation ; aussi est-il indiqué dans les Diarrhées, les Dysenteries, lorsqu'il s'agit de débarrasser l'intestin des produits septiques qui l'encombrent; il peut aussi être utilisé comme dérivatif chez les personnes congestives, chez les Hypertendus.

MODE D'EMPLOI. — Se prend le matin à jeun à la dose de 20 à 40 grammes en solution dans de l'eau pour les adultes. Chez les enfants de 5 à 10 ans, 10 à 15 grammes.

PYRANINE

Sel de Sodium de l'Anilide de l'Acide citrique	800 grammes.
Phosphate tricalcique	40 —
Excipient	160 —

(Pour 1 kilogramme de comprimés.)

La **Pyranine** est un sel sodique de l'éther de l'Aminobenzène et du pentanoldioïque méthyloïque. Ce produit entièrement nouveau, découvert dans nos Laboratoires, doit ses propriétés antiseptiques et antitoxiques au groupe de l'Aminobenzène ; cette action s'exerce sur tout l'organisme par l'intermédiaire du sang, dans lequel il pénètre rapidement après avoir été solubilisé par les sucs gastriques, et après avoir traversé la muqueuse de l'Intestin. La barrière intestinale franchie, le médicament pénètre d'abord dans le Foie où il exerce une action non seulement antitoxique, mais encore excitante sur la cellule hépatique ; la sécrétion biliaire augmentant, il se produit une action décongestionnante très énergique sur la glande hépatique ; ce qui fait que l'emploi de la *Pyranine* est indiqué dans toutes les formes de congestion du Foie, que leur origine soit toxi-alimentaire ou infectieuse.

L'action antiseptique générale et énergique exercée par le médicament indique qu'il doit être utilisé toutes les fois qu'il s'agit de combattre une maladie infectieuse, que son siège initial soit l'Intestin (Entérites aiguës ou chroniques, Fièvres typhoïdes, etc.) ou qu'elle demeure localisée dans un autre appareil de l'organisme comme les voies respiratoires (**Coryza** ou Rhume de cerveau, Angine; Bronchites, Pneumonies et même Tuberculose pulmonaire) (1).

L'action de la *Pyranine* est particulièrement puissante et curative dans la Grippe (2).

MODE D'EMPLOI. — *Adultes*, 3 à 6 comprimés par jour, pris au moment des repas en trois fois dans la journée; dans les cas graves, on peut aller jusqu'à 8 comprimés ; *Enfants* de 6 à **10 ans**, 1 à 2 par jour ; de 10 à 15 ans, 2 à 3.

RECONSTITUANT JULIEN RASPAIL

Extrait de Kola.	44 grammes.
Extrait de Quinquina	30 —
Arrhénal.	30 —
Phosphate de Soude.	74 —
Phosphate de Fer citro-ammoniacal. .	74 —
Carbonate de Manganèse.	15 —
Carbonate de Magnésie.	300 —
Phosphate tricalcique	190 —
Excipient	243 —

(Pour 1 kilogramme de comprimés.)

Ce médicament est destiné à combattre les états pathologiques très complexes, comme les Anémies essentielles, les Anémies consécutives aux maladies graves, les Troubles de croissance, etc. Il doit donc non seulement apporter des matériaux capables d'entraver la déminéralisation, mais encore, il doit produire des effets stimulants sur le système nerveux et sur la nutrition en général, pour permettre au malade d'utiliser les éléments réparateurs qu'il lui procure. La composition de ce médicament est donc fort complexe. Les éléments toniques sont représentés par les extraits du quinquina et de la noix de Kola, et par le méthylarsinate disodique ; les matériaux reminéralisateurs sont composés de phosphates, de sels de Fer, de Manganèse et de Magnésie.

MODE D'EMPLOI. — Se prend au commencement des repas, deux ou trois fois par jour, à la dose de deux comprimés chaque fois ; pour les enfants de 6 à 10 ans, un à deux comprimés ; de **10 à 15** ans, deux à trois comprimés.

---

(1) Voir Dr Julien RASPAIL, le Traitement rationnel de la **Tuberculose** pulmonaire.

(2) Dr Julien RASPAIL, le Traitement de la **Grippe.**

ROBÉRAL

Acide phosphorique. . . . .   7 grammes.
Acide silicique . . . .   7 —
Fluorure de Sodium. . . . .   4 —
Phosphate tricalcique . . . . 396 —
Phosphate de Magnésie . . . . 396 —
Excipient . . . . 190 —

(Pour 1 kilogramme de comprimés.)

F.-V. RASPAIL a été le premier à mettre en lumière le rôle extrêmement important joué par les sels minéraux dans la constitution des tissus végétaux et animaux, et à montrer la très grande place que ces sels tenaient dans la pathologie ; il écrivait, en effet, dès 1846 :

La différence des produits de la désorganisation anormale (maladie) consiste dans la nature et la proportion des sels.

Les recherches modernes ont confirmé les découvertes du rénovateur de la médecine ; et l'on sait maintenant que les variations qui se produisent dans la minéralisation de l'organisme sont, pour ainsi dire, caractéristiques de certaines maladies : la diminution de la proportion du Fer dans l'Hémoglobine du sang caractérise les états anémiques ; elle s'accompagne toujours d'un abaissement d'autres principes minéraux comme les sels de Phosphore, de Chaux, de Magnésie, etc. La déminéralisation est toujours très marquée dans les convalescences de maladies graves (Grippe, Fièvre typhoïde, Fièvres éruptives, etc.); on la constate aussi au moment des poussées de croissance trop rapide chez les adolescents. Mais, il n'y a peutêtre pas de maladie où la déminéralisation de l'organisme soit plus marquée que dans la Tuberculose, qu'elle soit à forme pulmonaire (Phtisie), à forme osseuse (Mal de Pott, Coxalgie, Tumeurs blanches) ou à forme ganglionnaire (Adénopathie trachéo-bronchique, hypertrophie tuberculeuse des ganglions du cou, etc.).

Un autre fait essentiel qui montre le rôle primordial joué par les sels minéraux dans l'organisme, c'est le mode de cicatrisation des lésions de la Tuberculose pulmonaire quand cette maladie s'achemine vers la guérison ; cette cicatrisation se fait par infiltration des foyers malades par les sels calcaires.

Le **Robéral** est une combinaison heureuse de sels alcalinoterreux et minéraux (Carbonates, Fluorures, Silicates **de** Calcium, de Magnésium, de Potassium et de Sodium) nécessaires à assurer la reminéralisation de l'organisme malade ou convalescent. On a presque toujours intérêt à associer l'action du **Robéral** à celle de l'*Abronéol.*

Mode d'emploi. — *Doses : Adultes*, trois à six comprimés par jour, pris au moment des repas ; *Enfants* de 5 à 10 ans un à deux ; de 10 à 15 ans, deux à trois.

SALICYLATE DE SOUDE

(voir NIGARDINE, p. 126'

SILÉOL

Sulfate de Soude	215	grammes.
Bicarbonate de Soude	215	—
Phosphate d'Ammonium et de Sodium .	115	—
Chlorure de Sodium	115	—
Acide silicique	8	—
Excipient	332	—

(Pour 1 kilogramme de comprimés.)

Le **Siléol** est un médicament destiné spécialement à combattre les troubles digestifs, qu'ils soient ou non compliqués de troubles fonctionnels du foie ou de l'intestin ; il tire son action d'un mélange de Sulfate, de Phosphate, de Bicarbonate de Soude et d'Ammoniaque.

Dans les troubles digestifs qui apparaissent brusquement à la suite d'une faute passagère commise dans l'alimentation, ou d'une défaillance momentanée des organes digestifs ; l'ingestion de deux tablettes de *Siléol*, délayées dans une tasse d'infusion chaude, suffit généralement à rétablir aussitôt le cours normal des fonctions digestives.

Lorsqu'il s'agit de troubles chroniques de la digestion soit qu'ils produisent des sensations douloureuses très pénibles qui apparaissent au cours de la digestion plus ou moins tardivement après l'ingestion des aliments, sous la forme de véritables *crises de gastralgie*, soit qu'ils aient le caractère de sensations de pesanteur au niveau de l'épigastre, avec ballonnement de l'estomac, pendant la digestion, congestion de la figure et tendance à la somnolence après les repas, soit enfin qu'ils se compliquent de fermentations anormales, avec renvois et émission de gaz malodorants, l'usage régulier du *Siléol* pris avant les deux principaux repas pendant 4 à 6 semaines amène la disparition de ces troubles chroniques. Il est bon alors de combiner son emploi avec celui de la *Lacéine* (voir p. 125).

Mode d'emploi. — *Doses : Adultes*, prendre une demi-heure avant les deux principaux repas, dans les cas graves avant les trois repas, une tablette de *Siléol* délayée dans une tasse d'infusion chaude (Tilleul, Camomille, etc.) ; *Enfants* de 10 à 15 ans, une demi-tablette préparée de la même façon.

STOSYL

F.-V. RASPAIL a donné la formule suivante d'un élixir qui a produit des résultats remarquables dans le traitement des Coliques, de la Diarrhée, du Choléra, de la Dysenterie et même de la Fièvre jaune :

Racines d'Angélique.	30 gr.
Calamus aromaticus.	2 gr.
Myrrhe.	2 gr.
Cannelle.	2 gr.
Aloès	2 gr.
Camphre.	1 gr.
Vanille.	0 gr. 50
Muscades.	0 gr. 25
Safran.	0 gr. 05

Macérer dans un litre d'alcool à 53° Centigrades.

On prend cet élixir à la dose de 2 à 3 verres à liqueur par jour.

Depuis quelques années, je me suis appliqué à renforcer encore l'efficacité de cette médication réellement merveilleuse. J'y suis parvenu en ajoutant à la formule précédente deux nouvelles plantes: le *Lythrum salicaria* et le *Garcinia mangoustana* de l'Inde. Ces deux plantes non seulement sont venues renforcer l'action antidiarrhéique du premier produit, mais lui ont conféré un pouvoir antiseptique plus puissant sur le milieu intestinal et surtout des propriétés hémostatiques très utiles dans les Dysenteries, dans la Fièvre jaune.

Le **Stosyl** se prend à la dose d'une cuillerée à café, 2 à 4 fois par jour, soit pur, soit délayé dans une tasse d'infusion aromatique chaude.

TIVANYL

Aspirine.	537	grammes.
Phénacétine	179	—
Caféine	45	—
Extrait de Cannabis Indica.	9	—
Excipient	230	—

(Pour 1 kilogramme de comprimés.)

Le **Tivanyl** est un médicament nervin par excellence ; c'est à la fois un analgésique du système nerveux et un sédatif parfait de la douleur. Ses propriétés sont dues à la combinaison minutieusement dosée de l'Aspirine, de la Phénacétine et de la Caféine auxquelles a été ajoutée une très faible proportion d'extrait de *Cannabis indica*. Il n'exerce aucune action nuisible sur les fonctions cardiaques et rénales ; son ingestion ne provoque aucune dépression du rythme cardiaque, ni aucune diminution de la sécrétion urinaire.

Il calme très rapidement tous les symptômes douloureux des Céphalées rebelles, de la Migraine, des Arthralgies (Lombago, Sciatique, Névralgies dentaires, crises douloureuses du Zona, etc.) et tout particulièrement les manifestations si douloureuses de la Grippe.

Mode d'emploi. — Dose : *Adultes*, un comprimé dans une tasse d'infusion chaude, entre les repas ; si l'effet désiré n'est pas obtenu au bout de 15 à 30 minutes, en prendre un second. Dose journalière, 4 à 6 comprimés.

TOLÉNYL

Carbonate de Gaïacol	435	grammes.
Acide cinnamique	435	—
Excipient	130	—

(Pour 1 kilogramme de comprimés.)

Le Tolényl est composé surtout par les principes essentiels de deux médicaments balsamiques préconisés par F.-V. Raspail : le Goudron de Norvège et le Baume du Pérou ; sa base fondamentale est en effet le Carbonate de Gaïacol et le Cinnamate de Soude. Ce médicament absolument dénué de toute trace de Créosote, dont l'action irritante est souvent si funeste aux malades, a un pouvoir antiseptique énergique ; son action s'exerce d'une façon particulièrement élective sur les microbes qui déterminent les lésions graves et chroniques de l'appareil broncho-pulmonaire et ce qui le rend très recommandable, c'est qu'il n'exerce aucune action irritante sur les fonctions digestives.

Le *Tolényl* est surtout indiqué dans les bronchites chroniques et lorsque l'expectoration est très abondante ; il est aussi efficace dans les Bronchites fétides avec dilatation des bronches, dans la Gangrène pulmonaire et dans toutes les formes de la Tuberculose pulmonaire. Ce médicament ne fait pas double emploi avec l'*Abiétyl* ; l'action respective des deux médicaments se trouve renforcée lorsqu'on a soin d'alterner leur emploi.

Mode d'emploi. — Doses : *Adultes*, 3 à 6 comprimés par jour pris entre les repas dans une tasse d'infusion chaude ; *Enfants* de 6 à 10 ans, 1 à 2 comprimés ; de 10 à 15 ans, 2 à 3.

VACCINS — AUTO-VACCINS

Nous avons montré à propos de la *Vaccine* (voir p. 33) combien Raspail était partisan de la vaccination préventive contre la Variole.

Depuis quelques années, une méthode thérapeutique qui nous a donné des résultats absolument remarquables, ainsi que nous l'avons indiqué à de nombreuses reprises au cours de cet ouvrage, est celle des auto-vaccins thérapeutiques. Dans la Furonculose, dans les Entérites, dans la Constipation, dans l'Asthme, dans certaines affections cutanées (Eczéma, Urticaire et même Psoriasis), dans quelques cas aussi d'Épilepsie récente, nous avons obtenu par cette méthode des guérisons remarquables.

Il convient d'abord de faire la distinction entre le *Stock-vaccin* et l'*Auto-vaccin*. Dans le premier cas, on prépare industriellement un vaccin omnibus que l'on administre indistinctement à tous les malades ; dans le second, on prépare un vaccin spécial pour chaque malade avec ses propres microbes qu'il s'agit de combattre. La première méthode donne des résultats infidèles et souvent négatifs ; la seconde a une efficacité bien supérieure. Un exemple le montrera facilement :

En juillet 1921, un malade M. F... vint à ma Polyclinique pour des abcès récidivants des deux aisselles dont il souffrait depuis quatre mois et demi et qu'il était obligé d'aller faire inciser à l'hôpital, 1 ou 2 fois par semaine. A cet hôpital, on avait essayé de tarir l'infection en lui inoculant un stock-vaccin antistaphylococcique et on avait complètement échoué. Je lui fis aussitôt préparer un auto-vaccin en prélevant un peu de pus dans un abcès près d'aboutir. Quinze jours après, la série d'abcès s'arrêtait radicalement et aucun ne s'est reformé depuis. Je pourrais multiplier les exemples semblables.

L'auto-vaccin consiste à prélever, dans un milieu septique du malade (intestin, poumon, abcès, etc.), les microbes qui l'habitent, à les cultiver sur des milieux appropriés, à les isoler les uns des autres, à les identifier, puis, à l'aide de ces cultures, à préparer un vaccin univalent (c'est-à-dire ne contenant qu'une seule espèce microbienne s'il s'agit de combattre une Furonculose par exemple) ou un vaccin polyvalent (contenant toutes les espèces microbiennes contenues soit dans l'intestin, soit dans les poumons, s'il s'agit de combattre l'Entérite, l'Asthme).

Un facteur essentiel à la réussite du traitement est que les matières dans lesquelles on doit rechercher les espèces microbiennes à étudier et à cultiver (matières fécales, crachats, pus, etc.) soient aussi fraîches que possible ; il ne doit pas s'écouler plus de quatre heures entre le moment où elles sont recueillies et celui où elles sont ensemencées.

MODE D'ACTION DES AUTO-VACCINS. — Comment expliquer l'action d'un auto-vaccin préparé pour un malade et qu'on injecte à ce malade sous la peau ou dans les muscles, à la dose de un centimètre cube ou à une dose plus faible à plusieurs reprises ?

Prenons comme exemple le traitement de l'Entérite. Un malade atteint d'Entérite chronique héberge dans son intestin plusieurs espèces microbiennes qui sécrètent des poisons, des *toxines* ; ces toxines irritent les cellules de la muqueuse de l'intestin, et traversent cette muqueuse pour pénétrer dans le sang qui les distribue à tous les tissus de l'organisme dans lequel leur action peut provoquer des symptômes variés (des crises de céphalée, des accès migraineux par exemple dans le cas qui nous occupe) ; de plus l'action irritante des microbes et de leurs toxines sur les parois intestinales troublent les fonctions digestives et assimilatrices de l'intestin ; les aliments incomplètement transformés, imparfaitement digérés, sont assimilés sous une forme qui n'est pas non plus inoffensive pour l'organisme ; ces aliments toxiques, lorsqu'ils ont pénétré dans la circulation générale, exercent sur certains organes du corps une action tout à fait analogue à celle déjà produite par les toxines.

L'injection répétée d'auto-vaccin a pour but de vacciner tout l'organisme du malade contre l'action des toxines microbiennes en lui permettant d'élaborer des substances capables de les neutraliser ; ce mécanisme de la vaccination est très compliqué et ne peut être expliqué ici en détail Qu'arrive-t-il quand la vaccination a mis le malade en état de résistance ? Les cellules de la muqueuse intestinale, entraînées progressivement à neutraliser ces toxines, ne sont plus irritées par elles, elles ne laissent plus pénétrer dans l'organisme ces toxines qui, de ce fait, n'y déterminent plus de ravages ; la muqueuse intestinale redevenue normale accomplit parfaitement ses fonctions de digestion et d'assimilation ; elle transforme convenablement les substances alimentaires qui, lorsqu'elles sont assimilées, ne sont plus des poisons pour l'organisme mais simplement des substances nutritives pour les cellules du corps. C'est ainsi que se produit la guérison, en désarmant les microbes autrefois vulnérants et en rétablissant le fonctionnement normal des organes.

Pourquoi l'auto-vaccin est-il de beaucoup supérieur au stock-vaccin ? Tout microbe qui vit habituellement dans l'organisme d'un malade se trouve influencé forcément par les qualités biologiques spéciales inhérentes à l'organisme de ce malade ; il s'établit entre ce microbe et cet organisme un *modus vivendi* qui leur est absolument particulier et qui est forcément différent de celui qui existe chez tout autre malade atteint d'une affection similaire. L'auto-vaccin aura donc une spécificité, une efficacité que l'on ne retrouvera jamais dans un stock-vaccin.

Mode d'emploi. — Chacun de nos auto-vaccins comprend : 1° une série d'ampoules qui doit être administrée en injections sous-cutanées à la dose de 1/4 à 1 centimètre cube tous les deux jours suivant les réactions que présente le malade après la piqûre ; 2° une autre série d'ampoules destinées à être prises par la bouche tous les trois jours, après avoir été diluées dans un verre d'eau bouillie froide. Le verre de ce mélange doit être bu, au courant de la journée, en cinq ou six gorgées espacées et non d'un seul trait ; il est nécessaire de remuer le mélange avec une cuiller chaque fois qu'on en boit une gorgée.

ZINÉINE

Phosphate de Codéine	26 grammes.
Extrait d'Aconit	9 —
Extrait de Belladone	18 —
Benzoate de Soude	402 —
Benzoate d'Ammonium	408 —
Excipient	130 —

(Pour 1 kilogramme de comprimés.)

La **Zinéine** est un médicament indiqué dans tous les états inflammatoires aigus du Larynx, de la Trachée, des Bronches, les principes actifs étant la Belladone, l'Aconit, la Codéine. Dans les laryngites aiguës ou chroniques, ces deux premiers produits exercent une action calmante, sédative, sur l'élément spasmodique de la toux, tout en amenant la décongestion de la muqueuse. Dans la période des rhumes de poitrine, des Bronchites, alors que la toux est sèche, déchirante, son action est indiquée ; il contribue aussi à fluidifier les sécrétions qui encombrent, à cette période, les cellules de la muqueuse, ce qui facilite la filtration de ces exsudats à travers la muqueuse et hâte la maturation, c'est-à-dire l'évolution du Rhume ou de la Bronchite ; quand la toux devient grasse et s'accompagne d'une expectoration abondante de crachats, il y a avantage à remplacer la *Zinéine* par l'*Abiétyl*. La *Zinéine* est également indiquée pour calmer la toux sèche de la pleurésie et les quintes de la Coqueluche.

MODE D'EMPLOI. — Doses : *Adultes*, 3 à 6 comprimés par jour, pris en plusieurs fois avec une tasse d'infusion pectorale (fleurs pectorales, eucalyptus, bourgeon de sapin, etc.) : *Enfants* de six à dix ans, 1 à 2 coupés par moitié : de dix à quinze ans, 2 à 3.

POLYCLINIQUE DU Dr JULIEN RASPAIL

52, Rue La Bruyère – PARIS (9°)

Téléphone : Trudaine 60-30 et 51-80

Consultations spéciales sous la direction du Dr Julien RASPAIL, avec la collaboration de spécialistes autorisés, pour les maladies générales, les affections chirurgicales, les maladies des yeux, du nez, de la gorge et des oreilles. Maladies des reins, de la vessie, des organes génitaux. Maladies des femmes. Affections de la bouche et des dents, prothèse dentaire : or, caoutchouc, bridges, etc. Maladies du cœur, des poumons, etc. Consultations spéciales pour enfants.

Les consultations ont lieu tous les jours, sauf le dimanche, de 9 à 12 et de 15 à 19 heures. Demander l'horaire à la Polyclinique pour avoir les jours et heures exacts de chaque consultation spéciale.

Laboratoires du Dr Julien RASPAIL

Se chargent de toutes les analyses chimiques, biologiques et microbiologiques des urines, du sang (réaction de BORDET WASSERMANN, etc.), des sucs gastriques, des crachats. Recherche du gonocoque et du tréponème. Analyses coprologiques. Préparation spéciale des auto-vaccins.

Le Dr Julien RASPAIL, pour rester fidèle à la mémoire de son grand-père, le Grand F.-V. RASPAIL, a fixé le prix des consultations à la somme modique de **dix** francs. Celles-ci peuvent être prises, soit à la Polyclinique, soit, pour les personnes éloignées, par correspondance et, dans ce cas, consulter le questionnaire à la page 139.

Questionnaire confidentiel
pour un traitement par correspondance

AUX MALADES
qui désirent me consulter sur leur santé et qui ne peuvent venir
à ma Polyclinique.

Un très grand nombre d'entre vous m'écrivent pour me demander de leur donner des conseils relatifs à leur santé et de leur indiquer les moyens de soulager leurs souffrances.

Il est toujours très difficile de diagnostiquer une maladie par simple correspondance, sans examiner le malade ; il est rarement possible de se rendre un compte exact des ravages qu'a déjà faits la maladie dans l'organisme du malade. Ces difficultés sont encore, le plus souvent, considérablement accrues par le manque de détails que les malades donnent sur les malaises dont ils souffrent et par l'imprécision des renseignements qu'ils fournissent, quand ils songent à le faire.

Pour remédier à ces difficultés, dans la mesure du possible, nous vous conseillons d'abord de consulter notre *Bréviaire de Santé*, dans lequel vous trouverez la description et le traitement de toutes les maladies les plus courantes ; si vous avez besoin de renseignements complémentaires, nous avons établi le long questionnaire qui se trouve ci-après et qui est relatif à un grand nombre des maladies les plus fréquentes ; nous ne saurions trop insister auprès des malades sur le caractère confidentiel de leurs réponses qui doivent présenter la plus rigoureuse exactitude et être d'une sincérité absolue ; ils ne doivent pas oublier, en effet, que leur intérêt seul est en jeu et qu'un renseignement incomplet ou imparfait peut entraîner une erreur de diagnostic, et un traitement sans efficacité.

Si vous désirez me demander un conseil, veuillez le lire attentivement. Répondez d'abord au questionnaire général qui se trouve en tête, répondez ensuite, point par point, et d'une façon très précise, aux questions contenues dans le chapitre qui concerne votre maladie : maladies des poumons ou des bronches, du tube digestif, etc., etc.

Si vous avez des renseignements complémentaires à ajouter à ce questionnaire, n'hésitez jamais à les y ajouter.

Grâce à ces renseignements, précis et détaillés, il me sera presque toujours possible d'arriver à établir un diagnostic de votre maladie, de vous dire si elle peut être traitée médicalement et de vous indiquer le meilleur traitement à suivre.

Je dois cependant vous dire qu'il y a un assez grand nombre de maladies que vous ne pourrez soigner vous-même. Ce sont celles pour lesquelles il est indispensable qu'un médecin pratique directement certaines interventions. Pour ces cas, je serai obligé de me borner à vous indiquer quelle sera la nature des soins que vous devrez recevoir pour apporter une guérison ou un soulagement à vos maux.   Dr Julien RASPAIL.

P.-S. — En écrivant pour demander une consultation par correspondance, il est inutile de répéter la question ; il suffit de faire précéder la réponse à chaque paragraphe du questionnaire de son numéro d'ordre.

Par exemple, pour répondre à la question :

Combien vous reste-t-il d'enfants vivants ?

Il suffit de mettre :

N° 10. — J'ai un garçon et deux fillettes.

RENSEIGNEMENTS GÉNÉRAUX

1   Nom et Prénoms :

2   Age :   . Adresse :

3   Profession :

4   Êtes-vous marié ou célibataire ?

5   Comment se porte votre mari ou **votre femme**

6   Quelle maladie a causé sa mort ?

7   Combien avez-vous eu d'enfants venus à terme ? **Avant** terme ? A quel mois ?

8   Avez-vous fait des fausses couches ? Combien ?

9   Vos couches se sont-elles bien passées ?

10   Combien vous reste-t-il d'enfants vivants ?

11   De quelles maladies et à quel âge sont morts les autres ?

12   Avez-vous encore vos parents ?

13 Sont-ils bien portants ? S'ils sont malades quelles sont leurs maladies ?

14 A quel âge et de quelle maladie sont-ils morts ?

15 Avez-vous eu des frères et des sœurs ? Combien ?

16 Combien y en a-t-il encore de vivants ?

17 De quoi et à quel âge sont morts les autres ?

18 Avez-vous été malade pendant votre enfance ?

19 Avez-vous eu notamment de la gourme, des écoulements d'oreilles, de la conjonctivite, des glandes au cou qui ont suppuré ? Ont-elles suppuré longtemps ? Avez-vous eu des fièvres éruptives (rougeole, scarlatine, variole) ? D'autres maladies contagieuses (typhoïde, oreillons, croup, etc.) ?

20 Avez-vous eu des maladies des os ou des articulations (coxalgie, mal de Pott, tumeur blanche) ?

21 Avez-vous fait d'autres maladies ? A quel âge ?

22 Avez-vous fait votre service militaire ?

23 Avez-vous été réformé ? Pour quel motif ?

24 Quelle est votre taille ?

25 Quel est votre poids ?

26 Quel est votre état général (amaigrissement ou non, nervosisme ou abattement) ?

27 Combien travaillez-vous d'heures par jour ?

28 Travaillez-vous la nuit ?

29 Êtes-vous exposé par profession au froid, à l'humidité ou aux poussières ?

30 Avez-vous été en contact direct ou indirect avec une personne atteinte de maladie infectieuse ? Transmissible (tuberculose, syphilis, etc.) ?

31 Avez-vous vécu aux colonies ? Été en contact avec des gens venus des colonies ?

32 De quoi vous plaignez-vous ?

33 Quand et comment votre maladie actuelle -a-telle débuté ?

34 Comment évolue-t-elle ? Avec périodes d'amélioration, ou d'aggravation ?

35 Quelle en est la cause selon vous ?

36 Avez-vous déjà été soigné ? Comment ?

SYMPTOMES NERVEUX

37 Votre sommeil est-il calme, profond ou **agité et entre-coupé par des cauchemars** ?

38 Avez-vous eu ou êtes-vous encore sujet aux **maux de tête, aux migraines** ?

39 Les maux de tête se produisent-ils la nuit ou le **matin au réveil** ?

40 Ces douleurs donnent-elles la sensation que **la tête est serrée dans un casque ou dans un étau** ? **Sont-elles localisées vers la nuque ou dans une moitié seulement de la tête** ?

41 Avez-vous souvent des poussées congestives **à la tête, des troubles passagers de la vue, des éblouissements, des bourdonnements, des sifflements ou des bruits de cloches dans les oreilles** ?

42 Votre mémoire a-t-elle diminué ? Avez-vous moins de facilité à accomplir votre travail habituel ? **Avez-vous moins de volonté qu'auparavant** ?

43 Avez-vous des crises de tristesse, des idées noires, des envies de pleurer ? Votre caractère a-t-il changé ?

44 Avez-vous quelquefois des idées bizarres, des sortes d'hallucinations ?

45 Quand vous écrivez, vous arrive-t-il d'oublier involontairement un mot dans une phrase ?

46 Le matin au réveil, ressentez-vous une grande lassitude, une sensation de brisement dans les membres ?

47 Ces malaises sont-ils apparus à la suite de chagrins intimes, de pertes d'argent, de soucis d'affaires ou d'un **travail intellectuel exagéré** ?

48 **Êtes-vous très** nerveux (tremblements, tics, etc.) ?

49 Avez-vous eu ou avez-vous encore quelquefois des crises nerveuses ?

50 Perdez-vous connaissance pendant ces crises ? Vous mordez-vous la langue ? Urinez-vous inconsciemment à ce moment ?

51 Si vous n'avez pas de crises, quels symptômes nerveux ressentez-vous ?

52 N'avez-vous jamais fait d'abus vénériens, d'alcool ou de tabac ?

53 Éprouvez-vous quelquefois une certaine impuissance sexuelle ?

54 Avez-vous des pertes séminales involontaires ?

55 Vous est-il impossible de rester quelques instants debout les yeux fermés sans tomber ?

56 Avez-vous eu ou avez-vous encore des douleurs très vives qui traversent rapidement vos mollets ou vos cuisses, et qui se reproduisent par accès, le jour ? La nuit ?

57 Avez-vous une difficulté à marcher ?

58 Avez-vous la sensation que vos jambes sont raides lorsque vous marchez ? Quand vous marchez, lancez-vous vos jambes brusquement en avant, puis laissez-vous retomber lourdement le talon sur le sol ?

59 Consommez-vous du tabac ? Sous quelle forme et en quelle quantité chaque jour ?

SYMPTOMES DIGESTIFS

60 Avez-vous de bonnes dents ? Vos dents sont-elles en mauvais état ?

61 Votre langue est-elle habituellement chargée ?

62 Avez-vous bon appétit ? Votre appétit est-il irrégulier ou nul ?

63 Combien faites-vous de repas par jour ?

64   Vos heures de repas sont-elles régulières ou irrégulières ?

65   Que mangez-vous en général à vos repas ?

66   Mangez-vous lentement, mâchez-vous bien ?

67   Que buvez-vous pendant vos repas, entre vos repas ?

68   Votre digestion se fait-elle bien ?

69   Éprouvez-vous de la pesanteur, des aigreurs ou des crises douloureuses au niveau de l'estomac après avoir mangé ?

70   Avez-vous la sensation de crampes, tortillements, brûlures au niveau de l'estomac ? Correspondent-elles avec un point dans le dos ?

71   Ces sensations douloureuses se produisent-elles en mangeant, aussitôt après avoir mangé ou un certain temps après le repas ? (Indiquer combien de temps après.)

72   Se font-elles sentir seulement après le déjeuner ou aussi pendant la nuit ?

73   Vous sentez-vous gonflé après les repas ?

74   Avez-vous envie de dormir après avoir mangé, des vertiges ?

75   Avez-vous le sang à la tête après la digestion, des bouffées de chaleur ?

76   Pendant votre digestion avez-vous des renvois ?

77   Votre haleine est-elle mauvaise ?

78   Avez-vous des vomissements ? A quel moment de la journée vomissez-vous ?

79   Que vomissez-vous, des glaires, de la bile ou des aliments ?

80   Avez-vous quelquefois des coliques ?

81   Éprouvez-vous des douleurs dans le ventre qui ne soient pas des coliques ?

82   Indiquez d'une façon précise dans quelle partie du ventre elles siègent, si elles sont continues, violentes ou non ?

83 Ces douleurs remontent-elles vers l'épaule, descendent-elles vers la cuisse ?

84 Êtes-vous constipé ou avez-vous de la diarrhée ?

85 Allez-vous régulièrement à la selle tous les jours ?

86 Combien de fois allez-vous à la selle chaque jour ?

87 Avez-vous tantôt de la constipation, tantôt de la diarrhée ?

88 Avez-vous de fausses envies d'aller à la selle ?

89 Rendez-vous beaucoup de gaz par l'anus ?

90 Comment sont vos matières quand vous allez à la selle ? Sont-elles très dures en forme de billes ? Sont-elles mouiées, pâteuses ou tout à fait liquides ?

91 Quelle est leur couleur ? Est-elle foncée, normale, jaune clair ou décolorée (couleur de mastic) ?

92 Y avez-vous remarqué des matières semblables à des glaires, à du blanc d'œuf ou à des peaux ?

93 Souffrez-vous en allant à la selle ?

94 Contiennent-elles quelquefois du sang ? Sont-elles quelquefois noires comme du goudron ?

95 Ces selles sentent-elles très mauvais ?

96 Votre ventre a-t-il grossi d'une façon exagérée depuis quelque temps ?

97 La peau en est-elle très tendue ? La dépression du nombril est-elle effacée ?

98 Les veines sont-elles très visibles et saillantes sur le ventre ?

99 Votre peau a-t-elle une coloration jaune clair ou jaune foncé ?

100 Le blanc de l'œil est-il aussi coloré en jaune ?

101 Saignez-vous facilement du nez ?

103 Avez-vous du dégoût pour la viande, pour les aliments gras ?

103 Suivez-vous un régime alimentaire ? Pourquoi ? Lequel ?

APPAREIL PULMONAIRE

104 Respirez vous bien par le nez ?

105 Mouchez-vous normalement ou très souvent ?

106 De quelle couleur sont les sécrétions que vous mouchez ?

107 Dégagent-elles une mauvaise odeur ?

108 Vos amygdales sont-elles enflées, tuméfiées ?

109 Avez-vous souvent des maux de gorge, des angines ?

110 Votre voix est-elle claire ou plus ou moins voilée et enrouée ?

111 Avez-vous des granulations dans la gorge ?

112 Éprouvez-vous des chatouillements, des brûlures, une sensation de sécheresse dans la gorge ?

113 Quand vous êtes enroué, souffrez-vous en avalant ?

114 Toussez-vous ?

115 Votre toux est-elle fréquente, continuelle, pénible ou survient-elle seulement à certains moments de la journée ou de la nuit ?

116 Est-ce une toux sèche quinteuse ou est-ce une toux grasse suivie de l'expectoration de crachats ?

117 Quelle est la nature des crachats ? Sont-ils mousseux, épais et blanchâtres surnageant à la surface de l'eau, jaune verdâtre et tombant au fond de l'eau du vase ?

118 Y a-t-il quelquefois des filets de sang dedans ? Ces quintes de toux amènent-elles des vomissements ?

119 Avez-vous déjà craché ou vomi le sang ? A combien de reprises et à quelles époques ?

120 Ressentez-vous des points douloureux dans la poitrine ou dans le dos ?

121 Êtes-vous oppressé d'une façon constante ou par crises
ou à la suite d'un effort ou d'une marche rapide ?

122 Ces crises d'oppression se produisent-elles surtout la nuit,
s'accompagnent-elles d'une expectoration mousseuse
abondante ?

123 Transpirez-vous la nuit ?

124 Avez-vous maigri ? De combien de kilogrammes ?

125 Présentez-vous des troubles menstruels ? Depuis combien
de temps ? Lesquels ?

126 Avez-vous quelquefois des accès de fièvre avec frissons ?
A quelle heure de la journée se produisent-ils ?

127 Quelle est votre température au moment de ces accès ?
Indiquer si la température a été prise sous l'aisselle
ou dans le rectum (dans le rectum c'est toujours
préférable, voir p. 29).

128 Avez-vous eu des bronchites, une pleurésie ? Quand ?

129 Dans l'enfance, avez-vous eu des glandes volumineuses
au cou ? Avez-vous eu les bronches fragiles ? Avez-vous
grandi normalement ?

CŒUR ET CIRCULATION

130 Avez-vous quelquefois des palpitations douloureuses au
cœur ?

131 Avez-vous une douleur constante au niveau du cœur ?

132 Êtes-vous essoufflé en montant l'escalier, en marchant vite,
en faisant un effort ?

133 Votre visage est-il habituellement pâle ou coloré ?

134 Avez-vous quelquefois des crises douloureuses qui naissent
au niveau du cœur et qui se propagent dans tout le
bras gauche ?

135 Vos chevilles et le bas de vos jambes enflent-ils le soir ?

136 Avez-vous des varices ou des hémorroïdes ?

137   Vos urines sont-elles claires ou très foncées ?

138   Mesurez la quantité d'urine émise en vingt-quatre heures et indiquer cette quantité.

139   Avez-vous fait analyser vos urines ? Contiennent-elles de l'albumine ? Quelle quantité ? (Indiquer aussi la quantité d'urée, et mieux encore envoyer l'analyse des urines.)

140   Que buvez-vous ? Prenez-vous des apéritifs, des digestifs ?

141   Fumez-vous beaucoup ? Avez-vous présenté des maladies infectieuses (typhoïde, scarlatine, rhumatismes) ? Quand ? Avez-vous contracté une maladie vénérienne ? Quand ? Soignée ou non ?

ORGANES GÉNITO-URINAIRES

142   Quelle quantité d'urines faites-vous par vingt-quatre heures ?

143   Vos urines ont-elles été analysées ? Qu'y a-t-on trouvé ? (Envoyer autant que possible l'analyse des urines.)

144   Vos urines sont-elles claires ou troubles ?

145   Si elles sont claires, quelle est leur couleur, jaune clair ou jaune foncé rougeâtre ?

146   Si elles sont troubles et laissent se former un dépôt par le repos, de quelle couleur est ce dépôt, rouge, blanc ou purulent et verdâtre ?

147   Les urines sont-elles claires quand on les émet et le dépôt se forme-t-il seulement par refroidissement ? Ce dépôt disparaît-il quand on chauffe un peu les urines ?

148   Urinez-vous peu souvent et en grande quantité chaque fois ?

149   Urinez-vous très souvent et par petites quantités ?

150   Vous relevez-vous plusieurs fois dans la nuit pour uriner ?

151   Souffrez-vous au niveau des reins ?

152   Souffrez-vous quand vous urinez ?

153 Précisez le moment où vous souffrez, au début, au milieu ou à la fin de la miction et le siège de la douleur ?

154 Avez-vous déjà uriné du sang ? De grandes quantités ou quelques gouttes seulement ?

155 Quand vous urinez, le jet est-il fort et plein, est-il au contraire très fin, en vrille et peu violent ?

156 Êtes-vous obligé de faire un violent effort assez longtemps avant de pouvoir faire écouler l'urine ?

157 Le jet de l'urine est-il aboli ? L'urine coule-t-elle verticalement au sortir du méat ?

158 Avez-vous eu un écoulement ? Il y a combien de temps ? Combien de temps a-t-il duré ? Est-il complètement arrêté ?

159 Dure-t-il encore sous forme de goutte matinale ?

160 Avez-vous présenté des ulcérations de la verge ? Ont-elles suppuré ou non ? Ont-elles été suivies d'un bubon ou poulain dans l'aine ?

161 Avez-vous eu la syphilis ?

162 Quels sont les accidents que vous avez eus à la suite de cette maladie (éruptions de la peau, maux de gorge, chute de cheveux, troubles nerveux, crises douloureuses la nuit) ?

163 Quel traitement avez-vous suivi ? Pendant combien de temps vous êtes-vous soigné ?

MALADIES DE LA PEAU

164 Avez-vous des éruptions de boutons ?

165 Quelle est la nature de ces boutons ? Sont-ce des taches non saillantes ? Quelle est leur couleur ? Sont-ce au contraire, des taches saillantes (papules), des vésicules contenant une petite quantité de liquide transparent ou des pustules renfermant une gouttelette de pus ? Sont-ce des taches rougeâtres (surtout abondantes aux coudes et aux genoux) recouvertes de squames blanchâtres ressemblant à des taches de bougies ? Sont-ce des plaques blanches saillantes se détachant sur la couleur

rouge de la peau ? Apparaissent-elles à la suite des repas et après avoir mangé certains aliments (poisson, fraises etc.) ou après vous être gratté ? La lésion est-elle formée par une desquamation farineuse de la peau au niveau de laquelle se produit une démangeaison intense ? Sur quelle partie du corps siège-t-elle ? La lésion siège-t-elle au niveau des plis du corps (aine, sillon interfessier, sous les seins, etc.) et est-elle formée par une partie rouge, enflammée, suintante ?

166 Quel est le siège de cette éruption ?

167 Ces boutons, ces taches produisent-ils ou non des démangeaisons ?

168 Avez-vous des plaies ulcérées de la peau ?

169 Depuis combien de temps durent ces ulcérations ?

170 Ont-elles tendance à se cicatriser ou, au contraire, à s'étendre ?

171 Sont-elles entourées par un bourrelet saillant dur ?

172 Ces ulcérations ont-elles fait suite à de petites tumeurs de la peau ?

173 Quelle est la couleur de la peau qui les entoure ?

RENSEIGNEMENTS
CONCERNANT SEULEMENT LA FEMME

174 A quel âge avez-vous été réglée ? Avec ou sans difficultés ?

175 Êtes-vous réglée régulièrement tous les mois ? Vos règles sont-elles au contraire anormales par leur fréquence ou leur irrégularité ? Par leur abondance exagérée ou au contraire par leur quantité trop minime ?

176 Souffrez-vous beaucoup au moment de vos règles ? Les douleurs se produisent-elles avant, pendant ou après les règles ?

177 Les règles sont-elles toujours égales comme durée et comme quantité ? Pendant combien de jours voyez-vous ? Le sang est-il bien rouge ou seulement rosé ? Perdez-vous des caillots ?

178 Souffrez-vous du bas-ventre en dehors de vos règles ? Précisez le siège de la douleur ?

179 Souffrez-vous en urinant ?

180 Avez-vous des pertes blanches en dehors de vos règles ? Depuis quand en avez-vous ?

181 Cet écoulement est-il comme du blanc d'œuf ou sa couleur est-elle jaune verdâtre ? Tache-t-il le linge ? A-t-il de l'odeur ?

182 Avez-vous fait des fausses couches ? A quel mois de la grossesse les avez-vous faites ? Se sont-elles produites naturellement ou ont-elles été la suite d'un accident ?

183 Avez-vous des enfants ? Combien ? Avez-vous accouché normalement ? Emploi des fers, pertes de sang, fièvre ?

184 Avez-vous subi une opération (curettage, ouverture d'abcès dans le ventre, a-t-on enlevé la matrice) ?

POUR LES ENFANTS DU PREMIER AGE

185 Combien de mois a votre enfant ?

186 Quel est son poids ? A-t-il des dents ? Combien ?

187 Quelle est sa taille ? Marche-t-il ? Depuis quel âge ?

188 Est-il venu à terme ou avant terme ? Quel a été son poids à la naissance ?

189 Est-il élevé au sein ou au biberon ?

190 Lui donnez-vous le sein ou le biberon à des heures bien réglées ?

191 Combien de temps laissez-vous entre chaque tétée ou entre chaque biberon ?

192 S'il est élevé au biberon, comment préparez-vous son lait ?

193 Quelle sorte de biberon employez-vous et comment désinfectez-vous le biberon et la tétine après chaque tétée ?

194 Si vous donnez autre chose que du lait comme alimentation, quels sont ces aliments ?

195 Votre enfant dort-il bien ? Son sommeil est-il agité ?

196 Combien a-t-il de selles par jour ?

197 Est-il constipé ou a-t-il de la diarrhée ?

198 Comment sont ses matières ? Sont-elles jaunes comme des œufs brouillés ? Contiennent-elles des parties non digérées ? Sont-elles vertes ?

199 Les selles verdissent-elles quand les langes sont laissés à l'air ? Sentent-elles mauvais ?

200 L'enfant vomit-il ? Vomit-il chaque fois qu'il a pris un peu de nourriture ou ne vomit-il que de temps en temps ? Que vomit-il ? Est-ce du lait liquide aussitôt après l'avoir bu ? Est-ce du lait caillé rejeté assez longtemps après l'avoir bu ?

201 L'enfant a-t-il la peau rouge enflammée au niveau des fesses, des cuisses, du scrotum ?

302 L'enfant a-t-il des éruptions ? A-t-il eu des boutons sous la peau ? A-t-il eu des plaies ou ulcères, aux jambes ?

203 L'enfant a-t-il un gros ventre ballonné ?

204 Quand on le couche sur le dos, son ventre s'étale-t-il comme celui d'une grenouille ?

205 L'enfant a-t-il les articulations des poignets, des genoux, des chevilles volumineuses et comme nouées ?

206 Présente-t-il un chapelet de grosseurs, de nodosités de chaque côté du sternum (ou Bréchet) à l'endroit où les côtes se soudent à cet os ?

207 Ses jambes sont-elles arquées comme des douves de tonneaux ?

208 Les frères et sœurs de cet enfant sont-ils bien portants ? Quel âge ont-ils ?

209 En avez-vous perdu ? A quel âge ? De quoi ?

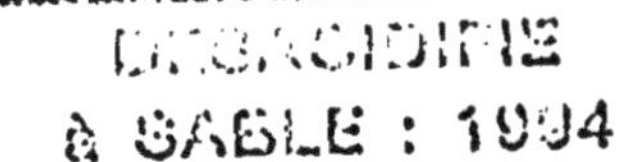

Imp. de Vaugirard, H.-L. Motti, directeur, 12-15, impasse Ronsin, Paris.

Nom
Prénom
Profession
Adresse
(très complète)
Dép^t

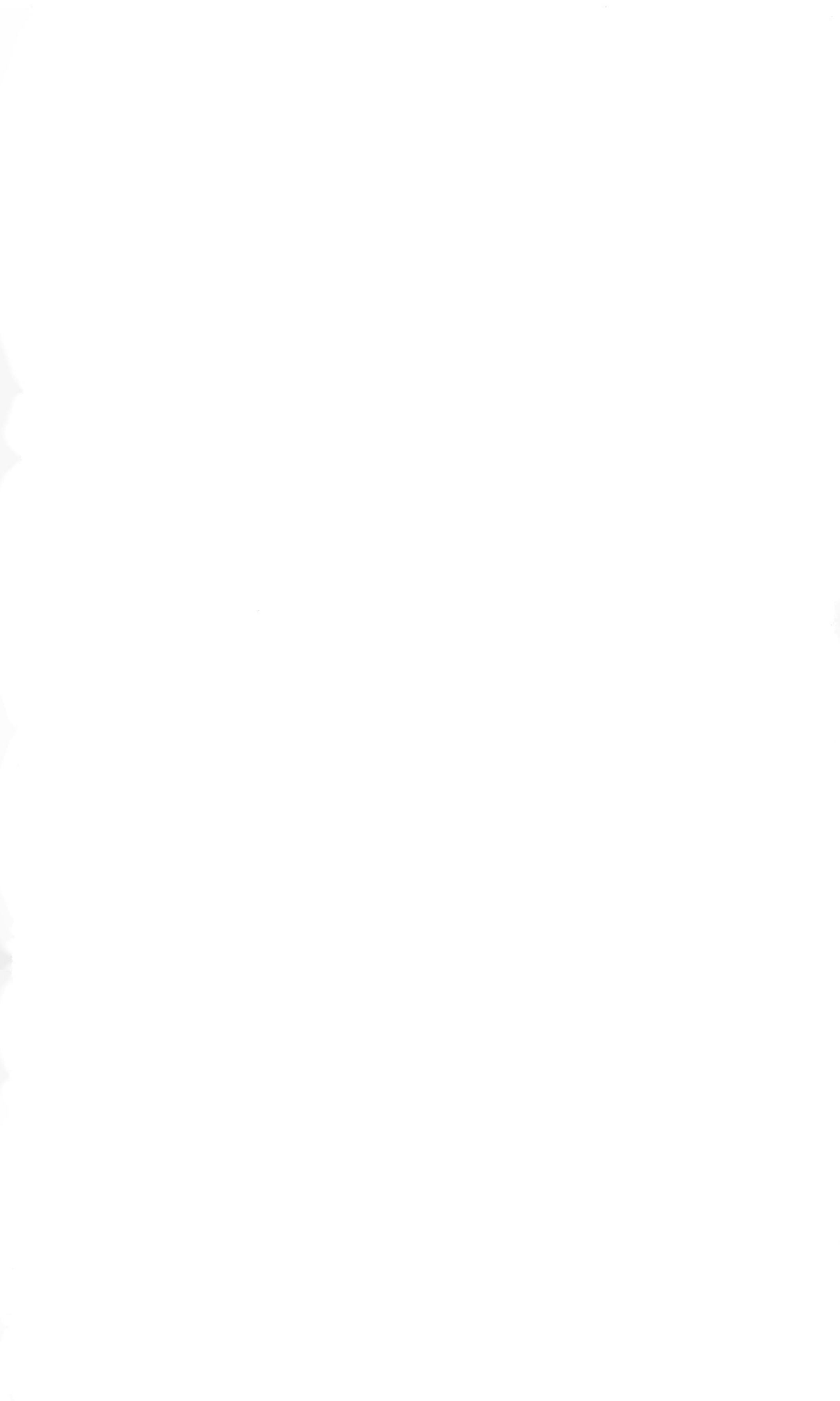

www.ingramcontent.com/pod-product-compliance
Ingram Content Group UK Ltd.
Pitfield, Milton Keynes, MK11 3LW, UK
UKHW022026170726
13837UKWH00001B/417